ACCESO GRATIS a la Lectura en la Nube

Para visualizar el libro electrónico en la nube de lectura envíe junto a su nombre y apellidos una fotografía del código de barras situado en la contraportada del libro y otra del ticket de compra a la dirección:

ebooktirant@tirant.com

En un máximo de 72 horas laborales le enviaremos el código de acceso con sus instrucciones.

AF275991

La visualización del libro en **NUBE DE LECTURA** excluye los usos bibliotecarios y públicos que puedan poner el archivo electrónico a disposición de una comunidad de lectores. Se permite tan solo un uso individual y privado

Doble ciego

Revistas de investigación

Ricard Huerta
Editor

Doble ciego

Revistas de investigación

tirant humanidades
Valencia, 2025

Este libro cuenta con el apoyo de la Conselleria d'Educació, Cultura, Universitats i Ocupació de la Generalitat Valenciana a través del Programa para la promoción de la investigación científica, el desarrollo tecnológico y la innovación en la Comunitat Valenciana, con referencia CIAORG/2023/179

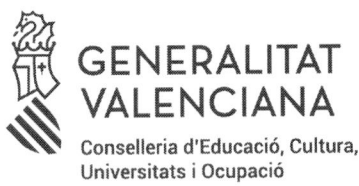

GENERALITAT VALENCIANA
Conselleria d'Educació, Cultura, Universitats i Ocupació

© VV. AA.

© TIRANT HUMANIDADES
EDITA: TIRANT HUMANIDADES
C/ Artes Gráficas, 14 - 46010 - Valencia
TELFS.: 96/361 00 48 - 50
FAX: 96/369 41 51
Email: tlb@tirant.com
www.tirant.com
Libreria virtual: www.tirant.es
DEPÓSITO LEGAL: V-1161-2025
ISBN: 978-84-1183-553-4
MAQUETA: Innovatext

Ricardo Domínguez
Vicent Giménez Chornet
Laura González Flores
Ricard Huerta
Pablo Lekue
Carlos Martínez Barragán
María-Isabel Moreno-Montoro
Pedro Ortuño Mengual
Daniel Tena Parera
Éric Tortochot
Ana M. Vernia-Carrasco
Fábio Wosniak

A Sara, Germán y Martí

Índice

1. Editar una revista científica como proceso de investigación. Manifiesto València

Ricard Huerta
Universitat de València

Entre los formatos de investigación que manejamos habitualmente destaca la publicación de artículos en revistas científicas especializadas. Quienes investigamos en la universidad sabemos que el engranaje de la investigación bascula actualmente al ritmo que marcan las revistas indexadas, por tanto, estamos hablando de un entramado global que está dominado por unas pocas empresas multinacionales de la investigación científica. Hemos entrado en este gran aparato de dominación y nos hemos alojado en una vorágine de producción científica que acecha constantmente, interviniendo y decidiendo en el devenir universitario. Estamos tan impregnados de esta cultura científica que nos obsesionamos por publicar artículos en aquellas cabeceras que están mejor situadas en los ranquins. De esto depende nuestro posicionamiento, tanto laboral como profesional, ya que el hecho de publicar artículos en revistas indexadas se ha convertido en la medida que posteriormente se aplica para decidir nuestra situación en el engranaje universitario (Foucault, 2009). Es decir, resulta indispensable publicar un cierto número de artículos en Q1 para poder conseguir los ansiados *sexenios* (períodos plurianuales de evaluación de la investigación por parte de las agencias), para poder acreditarse en las sucesivas fases del escalafón (acreditaciones a las figuras de contratación universitaria), para poder ser miembro en comisiones (en plazas de oposición), para poder dirigir tesis doctorales y formar parte de los tribunales que evalúan dichas tesis, para poder ser investigadores principales de proyectos, y así sucesivamente. El sistema universitario ha encontrado en la publicación de artículos la clave de bóveda de todo el edificio que habitamos como investigadores. Este sistema competitivo de alto voltaje está generando, eso sí, una ingente cantidad de producción científica. Al mismo tiempo que produce un alto grado de insatisfacción y desespero entre quienes lo padecemos y sustentamos (Han, 2023). Lo que no sabemos es hacia dónde nos lleva tal monto investigador. Parce ser que estamos abocados a un abismo cada vez más profundo e incierto.

Al mismo tiempo que somos conscientes del despeñadero por donde nos precipitamos irremisiblemente, el engranaje basado en la producción desenfrenada de artículos científicos nos aboca a un modelo muy marcado por la repetición de esquemas ya conocidos, de modo que hemos perdido por el camino algunos valores humanísticos y artísticos como la creatividad, la solidaridad, o la convivencia, elementos substanciales que van más allá de la mera camaradería o del interés por los resultados cuantificables (Calvino, 1997). Las artes, la educación y las humanidades serían los entornos que mayormente salen perjudicados en esta situación marcada por la productividad y los datos numéricos expresados en porcentajes (Soto-González et al., 2023).

Hemos entrado en una vorágine productiva que nos obliga a publicar constantemente artículos en revistas indexadas. Esto supone mantener un ritmo de presión administrativa recalcitrante, que nos desborda. Al utilizar el mismo sistema que procede del mundo de las ciencias básicas, en el ámbito de las artes, la educación y las humanidades se ha instalado un prurito *cientifista* que constriñe cualquier síntoma disidente. Quienes creamos como artistas, o quienes realmente disfrutamos de nuestro trabajo docente (Font Company, 2023), nos vemos sometidos por una incómoda situación en la que predomina la cantidad, en detrimento de la calidad (Salido-López, 2021). Esta batalla la tenemos perdida si olvidamos componentes tan genuinos al hecho artístico, a la docencia y a las humanidades como la reflexión, la rebeldía, y el goce en todos los sentidos. Escribir libros no tiene prácticamente ningún valor en el actual sistema de evaluación científica. Lo que realmente cuenta es la publicación de artículos en revistas bien situadas en el ranquin. También sabemos que el artículo pierde su vigencia al poco tiempo de ser publicado. El libro, por su formato y sus características, mantiene el interés más allá del mero consumismo a ultranza que promueve esta sociedad fervientemente neoliberal en la que estamos instalados (Postman, 2018). Nos enfrentamos a una especie de círculo vicioso que perpetúa la incómoda situación en la que hemos embarcado (Briggs & Burke, 2002). Ya lo advirtió Nuccio Ordine en su manifiesto premonitorio *La utilidad de lo inútil*, donde alertaba sobre la decadencia de las humanidades y del espíritu universitario, inmersos en un entorno de investigación donde básicamente se promueve la producción *útil* de estudios que resultan manifiestamente caducos al poco tiempo de ser publicados (Ordine, 2013).

Si no ponemos remedio a la situación actual de la investigación, al menos en lo referido a las artes, la educación y las humanidades, nos precipitamos hacia una carrera absurda y llena de inseguridad. Frente al vacío de corte administrativo y burocrático de un sistema opresivo e intimidatorio, como es el sistema de la ciencia en los parámetros actuales, deberíamos plantearnos la recuperación o la valorización de las esencias, de los silencios, de la reflexión, de la introspección, de la riqueza interior, de la posibilidad de ser mejores en un mundo más equitativo, de la pasión por educar, del deseo constante de aprender y compartir (Huerta, 2025). Se trata de motivar a quienes investigan, de modo que nos planteemos si queremos cambiar el modelo economicista y brutal con el que están aplastando nuestra creatividad y nuestro saber hacer, o bien preferimos seguir publicando artículos a destajo para aumentar así la carrera desenfrenada por incrementar la información que recogen las bases de datos (Marzo, 2021).

Se necesita tiempo, algo esencial para llevar a cabo una investigación que pueda perdurar. Sin dedicar un mínimo de tiempo a cada reflexión o a cada realización, no puede haber una aportación científica remarcable (Huerta, 2020). Porque el ritmo social es el que es, pero la cadencia de cada persona no podemos maquillarla. Es más, lo verdaderamente atractivo suele ser sinuoso y esquivo. Es la violencia con que se nos oprime la que nos obliga a funcionar al ritmo de las pautas impuestas por quienes deciden cómo hemos de investigar, dónde y cuándo. Sin embargo, no perdamos de vista que el azar es un factor de impacto en las investigaciones en arte, educación y humanidades, habida cuenta que el azar o la casualidad no entrarían en un cuadro de evaluación de una supuesta *investigación científica* al uso. Pero para que exista el azar debemos buscarlo, y eso se encuentra cuando indagamos, cuando dudamos, sobre todo durante las lecturas pausadas y reflexivas (Rancière, 2013). Si no se lee mucho, resulta complicado escribir adecuadamente. En ambos casos, se necesita invertir mucho tiempo. Otra cuestión a tener en cuenta es el grado de objetividad en la investigación científica, ya que la subjetividad es un factor determinante cuando creamos arte, cuando educamos o al estudiar desde las humanidades (Sutton, 2020). Elementos que podrían parecer absolutamente superfluos en determinado tipo de investigación supuestamente científica, pueden resultar esenciales y determinantes cuando creamos. La creación artística requiere dedicación y esfuerzo, así como una serie de condiciones para llevar a cabo el trabajo. Adquirir dominio en este sentido supone centrarse en aquello que se realiza (Sennett, 2013). También la labor docente requiere suficiente tiempo de preparación, además de atender al alumnado en todo lo que pueda necesitar (Huerta, 2022). Ambas variantes pueden funcionar y equilibrarse.

Si publicamos artículos en revistas, es porque alguien se está encargando de sacar adelante dichas publicaciones académicas. Puede que en el ámbito anglosajón se haya instalado un sistema de gestión que conlleva pingües beneficios para el personal que se responsabiliza de los diferentes apartados de una publicación. Pero en los países europeos donde la tradición de las universidades públicas es la que realmente destaca en cuanto a calidad científica, quienes asumimos la edición de revistas somos habitualmente docentes que nos hemos implicado al máximo en estas tareas de gestión, y de investigación (Martín-Martínez, 2022). A pesar del esfuerzo que supone llevar a cabo esta ingente labor, normalmente no recibimos ningún tipo de gratificación. Al contrario, a medida que vamos avanzando en el proceso de mejora de nuestras revistas, se nos exige mucha más burocracia y carga administrativa. Esta situación deplorable es la que estamos viviendo en la mayoría de casos quienes hemos decidido hacer frente a la edición de revistas científicas (Foucault, 2008). Es por ello que decidimos reunir a responsables de varias publicaciones para exponer nuestras respectivas situaciones, y de ese modo hacer frente al panorama desolador en el que nos movemos (Onfray, 2020). La reunión académica dio sus frutos, y este libro es uno de los resultados del encuentro.

El presente volumen recoge una serie de reflexiones sobre la situación actual de la investigación universitaria, así como su repercusión en la vida de quienes estamos inmersos en dicha realidad. Aquí plantean sus experiencias responsables de diversas revistas de investigación, exponiendo sus problemáticas, definiendo cada situación como si se tratase de un estudio pormenorizado, un estudio de caso (Yin, 1994). Tras haber escuchado a las distintas partes, llegamos a la conclusión de que editar revistas académicas también es una forma de investigar, ya que responde a los mismos intereses con que abordamos nuestros respectivos tipos de investigaciones. Debemos publicar artículos constantemente, ya que tienen una fecha de caducidad a corto plazo que los convierte rápidamente en material de desecho, por lo que entramos en una espiral productiva que nos mantiene todo el tiempo en un estado de presión nada saludable, ya que prácticamente nadie lee los artículos que se publican. El único interés radica en publicar, a destajo. Por otra parte, quienes trabajamos en universidades públicas, estamos a merced de las directrices que imponen las grandes multinacionales. Trabajamos a un ritmo desenfrenado para enriquecer aún más a quienes ya son muy poderosos, de modo que la espiral se retroalimenta hasta extremos impensables. Es muy probable que no cambien las cosas en los próximos años, por tanto, conviene tomar medidas para intentar sobrevivir de la forma más digna posible. Las Jornadas Revistas de Arte y Educación sirvieron para poner sobre la mesa esta problemática acuciante.

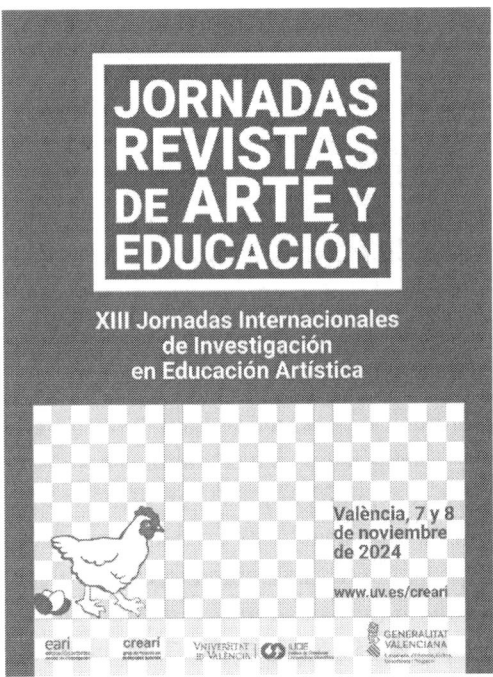

Figura 1. Cartel de las *Jornadas Revistas de Arte y Educación*. Diseño: Collage-no.

Queda claro que vamos a seguir investigando, escribiendo y publicando artículos, pero debemos intentar disfrutar, y aprender al mismo tiempo que gestionamos dicha producción, permitiéndonos reflexionar sobre ello, dedicando una parte de nuestros esfuerzos a descifrar qué es realmente lo que pretendemos. Necesitamos concedernos a nosotros mismos un tiempo, para relativizar muchas de las cuestiones que nos preocupan (Parker, 2009). Durante el encuentro académico en el cual pudimos contrastar opiniones con un grupo de responsables de revistas de investigación, analizábamos de qué modo nos enfrentamos en cada caso a la situación que nos preocupa. Las *Jornadas Revistas de Arte y Educación* (XIII Jornadas Internacionales de Investigación en Educación Artística) se realizaron en València a pesar de las dificultades sobrevenidas a causa del desastre provocado por la DANA. Hubo un resultado académico positivo, teniendo en cuenta las circunstancias tan difíciles que tuvimos que afrontar. El 29 de octubre de 2024 la zona sur de València sufrió un pavoroso aluvión de dimensiones desorbitadas, una barrancada que se llevó por delante todo lo que encontró a su paso, afectando especialmente a las poblaciones limítrofes con el Barranco del Poyo, que se desbordó, inundando viviendas y polígonos industriales. La catástrofe fue de tales dimensiones que nadie daba crédito a lo sucedido, generando un balance desolador de muertos, familias con viviendas destrozadas, empresas anegadas de barro y con pérdidas millonarias, además de los vehículos que quedaron amontonados y fuera de uso. Habida cuenta de los obstáculos, y atendiendo a las instrucciones que en cada momento indicó nuestra universidad, las Jornadas se realizaron finalmente en formato presencial, tal y como estaba previsto, en el Edificio Beatriu Civera de Institutos de Investigación de la Universitat de València. La oportunidad de convocar unas jornadas con esta temática tan innovadora había generado un interés y una gran implicación por parte de ponentes, comunicantes y asistentes. No resultó fácil, ya que las circunstancias nos sobrepasaban, debido a las dimensiones del desastre provocado por las lluvias torrenciales del 29 de octubre. Ante la situación desoladora, numerosos asistentes nos agradecieron el hecho de haber llevado a cabo la actividad, lo cual les daba cierta sensación de normalidad ante el sufrimiento vivido. Las jornadas constituyen una actividad académica y científica promovida por CREARI Grupo de Investigación en Pedagogías Culturales (GIUV2013-103) de la Universitat de València, con la colaboración del Instituto de Creatividad e Innovaciones Educativas. Las *Jornadas Revistas de Arte y Educación* consolidan los trabajos realizados los últimos años, en aspectos como la investigación en artes, humanidades y educación, reflexionando sobre las novedades tecnológicas y los nuevos usos educativos, digitales y creativos en los que podemos avanzar desde la investigación universitaria (Patiño, 2017). Partíamos del hecho que la publicación de artículos en revistas de impacto se ha convertido en el eje nodal de todo lo que está aconteciendo en el mundo de la investigación universitaria. La preocupación por esta situación, que afecta a investigadores y equipos de todas partes, tuvo una presencia destacada en el encuentro académico. Como ponentes participaron investigadores e investigadoras de distintas universidades y países, profesionales de gran prestigio, especialistas en la materia, directores y directoras de revistas de investigación, procedentes de países como Italia, Francia, Brasil, México, y España. Las ponencias se presentaron en formato presencial, si bien algunas intervenciones se efectuaron por transmisión directa, pudiendo así conectar con cada ponente tanto el público como el resto de participantes. También se presentaron las comunicaciones aprobadas por el Comité Científico. Desde el grupo CREARI hemos organizado las anteriores ediciones de las Jornadas Internacionales de Investigación en Educación Artística, un total de trece ediciones del evento que siempre se han celebrado en Valencia, entre los años 1997 y 2023. Cabe destacar el importante impacto académico y mediático que ofrecen estas reuniones científicas, en parte debido a las sugerentes temáticas que se programan para cada edición. Analizamos las temáticas vinculadas a los entornos educativos, la investigación y la enseñanza del arte, del diseño, del cine, de los videojuegos, la formación del profesorado (Huerta, 2024), y en este caso de la importancia que han adquirido las publicaciones académicas (Atkinson, 2019).

La evolución en las últimas décadas hacia la publicación masiva de artículos nos obliga a reflexionar sobre los usos que estamos dando a nuestras investigaciones, cada vez más marcadas por la presión de las cinco multinacionales de la edición en investigación, condicionando todo lo que se está haciendo en nuestros departamentos e institutos (Durand, 2021). Con el buen resultado de la actividad académica *Jornadas Revistas de Arte y Educación*, que une los campos de las humanidades, las artes y la educación en la edición de revistas, se consolida el trabajo de anteriores convocatorias organizadas por el grupo CREARI, donde destacan siete congresos internacionales: *Los Valores del Arte en la Enseñanza* (2000), *Museos y Educación Artística* (2005), *Arte, Maestros y Museos* (2010), *Educación Artística y Diversidad Sexual* (2014), *Humanidades Digitales y Pedagogías Culturales* (2019), *Diseño y Sostenibilidad ODS* (2022), o *Dechados Museos, Educación, Creatividad* (2024), con resultados muy positivos, que nos animan a programar para 2025 el *Congreso Internacional Investigar en Educación Secundaria*.

Entre los principales objetivos alcanzados con las *Jornadas Revistas de Arte y Educación* destacamos la repercusión que han tenido a nivel nacional e internacional, reuniendo a ponentes de cinco países, con un tema innovador, compartiendo sesiones con representantes de muy diversos ámbitos: educación, artes, humanidades, creación artística, formación docente, edición de revistas y gestión de la investigación. Superando todos los problemas derivados de la DANA, y conscientes de la importancia de seguir investigando incluso en los momentos más complejos, el encuentro sirvió para seguir reflexionando sobre las cuestiones que nos preocupan. En la Mesa 1 se trató el tema "Políticas editoriales en revistas de arte y educación", participando Isabel Moreno Montoro, Carlos Martínez Barragán, Ricard Huerta y Éric Tortochot. En la Mesa 2 se analizaron los "Nuevos planteamientos para investigar en arte y educación", interviniendo Fabio Wosniak, Pedro Ortuño Mengual y Pablo Lekue. La Mesa 3 cubría el tema "Modelos de artículos: redacción, presentación, difusión, política editorial", donde intervinieron Carmen Guiralt Gomar y Vicent Giménez Chornet. La Mesa 4 se titulaba "Avanzar hacia un modelo más implicado y ágil para validar y difundir la investigación universitaria", interviniendo Laura González Flores, Daniel Tena Parera, Anna Vernia Carrasco y Marina García Garnica. Además de las ponencias pudimos conocer las ideas que presentaron en sus comunicaciones David Mascarell Palau, Javier Domínguez Muñino, Joan Josep Soler Navarro, María Escalona Ponce, Anna Ripoll Bardisa, Alicia Laude Pérez, Mireia Gascón Gimeno, Ezequiel Montagud, Frederic Torres Úbeda, Beatriz Pérez Olmeda, Luis Villacañas De Castro, Vicente Monleón Oliva, Alberto Ferrer García, Nuria Solá Llavata, Chele Esteve Sendra, Javier Martínez Fernández, Ana Tomás Miralles, Sofía Pastor Matamoros, Tham Casany Gálvez, Elena Prado y Nuria Beneyto. Se difundieron todas las actividades de las *Jornadas* en diferentes ámbitos, especialmente en redes sociales y a través de informaciones universitarias en webs. La imagen de las Jornadas, con un diseño elaborado por Estudio Collage-no, ha tenido muy buena recepción en Internet. El cartel tiene como motivo la figura de la gallina, una metáfora de la producción en serie, casi industrial, a la que nos vemos sometidos quienes investigamos y publicamos artículos. A destacar los comentarios relativos a nuestra actitud en positivo ante la situación de crisis, por tanta tristeza provocada a causa del desastre de la DANA.

Así pues, en este libro se unen el interés por descifrar la actual situación que vivimos quienes habitamos en la investigación, asfixiados por la urdimbre tejida por las revistas en las que nos vemos obligados a publicar nuestros artículos, junto al deseo de reivindicar una mayor presencia de la reflexión meditada, compartida con tanta gente que está sufriendo la presión que ejercen sobre nosotros las multinacionales de la investigación, empresas privadas donde prima el interés por los beneficios, donde el negocio es de índole comercial y monetario, algo que no siempre se corresponde con los intereses que deberían primar en nuestras universidades públicas. No podemos permanecer pasivos ante un esquema de dominación comercial que rinde pleitesía al beneficio económico. Abordar estas cuestiones nos anima mejorar nuestro trabajo. Las tecnologías han transformado nuestras vidas, cambiando la forma en que aprendemos y creamos (Mascarell-Palau & Rodríguez-López, 2024). Las inteligencias no humanas pueden remodelar los enfoques pedagógicos, cambiando las relaciones colaborativas y simbióticas más allá de la comprensión instrumental (Sweeny, 2023). Replantear la situación nos ayudará no solo a explorar el potencial de la IA para nuevas investigaciones, sino también a examinar críticamente posibles cuestiones éticas para su implementación en las aulas, investigando sus implicaciones en el futuro (Ramón-Verdú, 2023). Además, temas como la defensa de los Derechos Humanos a través del arte deben permear nuestros esquemas educativos, a través de conocimientos y valores que promuevan el respeto y la inclusión (Navarro Espinach, 2019; Huerta & Alfonso-Benlliure, 2023). Nos motiva generar el máximo deseo de conocer y actuar, mejorando la sociedad y formando una ciudadanía libre y con espíritu democrático desde una perspectiva crítica (Cancela, 2023).

Hablamos mucho de los artículos, como entidad primigenia del sistema. Pero los artículos se publican en revistas, y no resulta tan habitual escuchar las voces de las personas responsables de dichas publicaciones. Por eso hemos pedido a diferentes responsables de revistas de investigación en arte, educación y humanidades que nos contasen su experiencia. Liderar una revista científica supone un esfuerzo enorme, y se trataba de oír a quienes luchan para superar todos los impedimentos, consiguiendo así sacar adelante sus respectivas publicaciones. La organización del libro en 12 capítulos obedece a las distintas intervenciones de responsables de revistas que participaron en los debates de las Jornadas. Ana Vernia Carrasco (Universitat Jaume I), que creó y llevó la revista Artseduca a lo más alto del ranquin, expone las dificultades que supone gestionar una publicación cuando no se cuenta con el suficiente apoyo internacional, algo que en su caso finalizó con la venta de la cabecera a una multinacional. Daniel Tena (Universitat Autònoma de Barcelona), uno de los creadores de grafica, expone las ventajas de las denominadas revistas diamante, una categoría que une el acceso libre y gratuito con la máxima posición en indexaciones. Vicent Giménez Chornet (Universitat Politècnica de València), director de Revista de Gestión Cultural, como documentalista experimentado, analiza la dificultad de situar una cabecera en lo más alto de los cuartiles. Pablo Lekue (UPV / EHU), director de Observar, defiende la independencia y la creatividad de quienes investigamos ante las presiones del lobby empresarial y los distintos estamentos privados que nos intentan condenar al ostracismo. Laura González Flores (Universidad Nacional Autónoma de México), directora de Anales del Instituto de Investigaciones Estéticas, UNAM, define adecuadamente la tradición de revistas casi centenarias, como la que dirige, a pesar de la presión de quienes hacen negocio con nuestro trabajo. Éric Tortochot (Université Aix-Marseille), como representante de Journal de recherche en éducations artistiques, expone las dificultades de publicar en un idioma que no sea el inglés, temática muy presente en el panorama francés de la investigación. Pedro Ortuño Mengual (Universidad de Murcia), director de Arte y Políticas de Identidad, analiza los factores que intervienen cuando se decide lanzar y mantener una publicación que reivindica problemáticas de índole social y cultural. Fabio Wosniak (Universidade Federal do Amapá

UNIFAP), expone el tránsito entre la revista *Apotheke,* y la creación de la nueva cabecera *Encanterias,* en ambos casos ejemplos brasileños de publicaciones que tratan sobre educación artística. Para Carlos Martínez Barragán (Universitat Politècnica de València), responsable de *Sonda. Investigación y Docencia en Artes y Letras,* el interés radica en mantener el espíritu con que nace una publicación, a pesar de los vericuetos administrativos y burocráticos que puedan acontecer. Isabel Moreno Montoro (Universidad de Jaén), directora de *Tercio Creciente,* nos relata su experiencia para intentar mantener un posicionamiento crítico, ante las presiones de los procesos de acreditación de revistas por parte de las agencias de evaluación y de control editorial. Finalizamos este recorrido por diferentes publicaciones académicas relatando la trayectoria de *Educación Artística Revista de Investigación,* centrándose en las editoriales y las imágenes que identifican esta cabecera de la que son responsables Ricardo Domínguez y Ricard Huerta (Universitat de València). Intentamos mejorar lo que compartimos, activando siempre nuevos mecanismos que faciliten la colaboración a través de la innovación, la crítica y la creatividad. Aspiramos a hacer las cosas bien, como verdaderos artesanos (Sennett, 2013). Intentamos mejorar nuestra tarea pedagógica e investigadora, con ilusión e interés, mediante el trabajo que desarrollamos editando revistas, publicaciones académicas que llevan nuestra marca personal.

MANIFIESTO VALÈNCIA

Manifiesto de las revistas internacionales de artes y educación: singularidad, independencia, exigencia, ambición y sostenibilidad

Agradecer a Éric Tortochot, profesor de la Université Aix Marseille y participante en las *Jornadas,* haber tenido la idea de crear este manifiesto, y su dedicación para llevar a buen término el documento.

A raíz de las *Jornadas Internacionales Revistas de Arte y Educación* que tuvieron lugar los días 7 y 8 de noviembre de 2024 en la Universitat de València, los directores de varias revistas en lengua española, portuguesa, italiana y francesa decidieron expresar su acuerdo sobre un marco necesario para asegurar su independencia académica, editorial y financiera con el fin de seguir difundiendo libremente el conocimiento científico. Se trata de tener en cuenta los factores que inciden en la publicación de revistas académicas, exigiendo a las universidades públicas un mayor apoyo a los equipos que las estamos editando. Para ello, atender al papel que debe respetar cada parte implicada.

	Rol de las instituciones	Rol de los responsables	Rol de la difusión
Independencia	Independencia financiera y transparencia garantizadas por las autoridades de control (cofinanciación y convocatorias de ayudas)	Independencia y altruismo de editores/as y autores/as	Independencia editorial (forma y contenido multimedia con finalidad inclusiva)
Visibilidad y puesta en valor	Visibilidad y promoción de cuestiones socioeconómicas en revistas de arte, humanidades y educación	Visibilidad y valorización de los campos de investigación identificados y de los campos que se pretenden identificar (invisibles o imperceptibles) por la capacidad viral de las tecnologías digitales	Visibilidad y promoción de autores y puntos de vista de minorías (con identidad gráfica)

	Rol de las instituciones	Rol de los responsables	Rol de la difusión
Exigencia	Reconocimiento del trabajo de editores/as y autores/as (identificado en sus instituciones, distribuido entre instituciones, abierto internacionalmente)	Requisito académico para desarrollar epistemologías, teorías y metodologías acordes a múltiples campos y puntos de vista	Indexación autónoma según criterios exigidos por los sistemas internacionales de indexación y acorde con las especificidades de la investigación en artes, humanidades y educación
Accesibilidad	Garantía de acceso libre permanente atendiendo a cada etiqueta institucional	Variedad de producciones y creaciones científicas accesibles a autores/as y lectores/as	Difusión en abierto para una diseminación marcada por un conocimiento científico amplio y renovado
Permanencia y perennidad	Sostenibilidad institucional en la transmisión del conocimiento (apoyo de las autoridades supervisoras)	Prácticas editoriales que respeten a los autores y autoras, su trabajo (investigación y creación) y sus derechos	Sostenibilidad de la investigación disciplinar y de los intercambios inter y transdisciplinares

Estos puntos de referencia tienen como objetivo estructurar y unir a un colectivo en torno a valores compartidos, sin imponer nuevas reglas. El reto es ofrecer una alternativa seria y exigente a las principales editoriales comerciales. Recordemos algunos de los criterios de indexación existentes (centrándonos en Scopus y Fecyt): a) Política editorial:

convincente, tipo de revisión por pares, diversidad en la distribución geográfica de editores y autores; b) Contenido: contribución académica al campo, claridad de los resúmenes, calidad acorde a los objetivos; c) Posición de la revista: citas; d) Regularidad de la revisión: sin retrasos ni interrupciones en la publicación; e) Disponibilidad online de la revista: contenido completo disponible, página de inicio en inglés, calidad de la página de inicio; f) Indicadores de cumplimiento obligatorio: identificación de miembros del comité, consejo editorial, instrucciones detalladas a autores y autoras, artículos, palabras clave y resúmenes en inglés, periodicidad, políticas de acceso abierto, impacto, repercusión y visibilidad; g) Indicadores de cumplimiento recomendados: aspectos éticos, navegación y funcionalidad, fuentes de financiación; h) Buenas prácticas editoriales en materia de igualdad de género: porcentaje mínimo del 40% de mujeres en los cuerpos y como correctoras, lenguaje inclusivo.

A modo de conclusiones

Las revistas científicas académicas se han convertido en un recurso necesario, aunque no debemos perder de vista que esta situación puede pervertir muchos de los intereses y exigencias que corresponden a nuestra intención de ofrecer un servicio público de calidad, por lo que debemos permanecer muy atentos a cuestiones como: la mercantilización del conocimiento y las grandes editoriales; la preponderancia de un modelo de excelencia académica basado en la productividad científica; los posicionamientos que deben caracterizar el papel de las universidades públicas y las entidades privadas; la difícil supervivencia de áreas académicas como la educación artística si no construimos publicaciones científicas académicas asociadas; o la necesidad de crear espacios de colaboración entre las publicaciones científicas académicas. También debemos atender a realidades acuciantes como las relaciones entre ciencias sociales y creatividad, la necesidad o conveniencia de generar aprendizajes útiles, la revalorización del método científico y sus enfoques investigativos, el beneficio del aprendizaje dialógico, la activación de metodologías activas, o el uso conveniente de preguntas estratégicas.

REFERENCIAS

Atkinson, D. (2019). *Art, Disobedience, and Ethics; the Adventure of Pedagogy.* Palgrave Mcmillian.

Briggs, S. & Burke, P. (2002). *De Gutenberg a Internet. Una historia social de los medios de comunicación.* Taurus.

Calvino, I. (1997). *Seis propuestas para el próximo milenio.* Siruela.

Cancela, E. (2023). *Utopías digitales. Imaginar el fin del capitalismo.* Verso.

Durand, C. (2021). *Tecnofeudalismo. Crítica de la economía digital.* La Cebra / Kaxilda.

Font Company, E. (2023). Espacios compartidos: prácticas artísticas urbanas en entornos formativos. *Educación Artística Revista de Investigación, 14*, 40-55. https://doi.org/10.7203/eari.14.26258

Foucault, M. (2008). *Tecnologías del yo y otros textos afines.* Paidós.

Foucault, M. (2009). *Vigilar y castigar. Nacimiento de la prisión.* Siglo XXI.

Han, B.-C. (2023). *Vida contemplativa. Elogio de la inactividad.* Taurus.

Huerta, R. (2020). *Arte, género y diseño en educación digital.* Tirant lo Blanch.

Huerta, R. (2022). El alfabeto latino como estímulo para la alfabetidad visual. Diseño, formación del profesorado y derivas tipográficas urbanas. *Revista KEPES, 19*(25), 363-391. https://doi.org/10.17151/kepes.2022.19.25.13

Huerta, R. (2024). Design of Ex-Libris to Face Identity Problems in the Teaching Community. *NOWIS Nauki O Wychowaniu. Studia Interdyscyplinarne, 18*(1), 93-113. https://doi.org/10.18778/2450-4491.18.08

Huerta, R. (2025). *Investigar el vacío.* McGraw-Hill.

Huerta, R. & Alfonso-Benlliure, V. (2023). Creatividad e implicación docente. Análisis de factores que influyen en el respeto a la diversidad sexual del alumnado de secundaria. *Aula Abierta, 52*(1), 7-14. https://doi.org/10.17811/rifie.52.1.2023.7-14

Martín-Martínez, A. (2022). Creatividad, educación y neoliberalismo: propuesta para un modelo de pedagogía crítica. *Educación Artística Revista de Investigación, 13*, 93-107. https://doi.org/10.7203/eari.13.24210

Marzo, J. L. (2021). *Las videntes. Imágenes en la era de la predicción.* Arcadia.

Mascarell-Palau, D. & Rodríguez-López, R. (2024). Reflexiones de estudiantes de magisterio en torno al paisaje sonoro y la visualidad con dispositivos móviles en el grado de infantil. *Revista Sonda. Investigación en Artes y Letras, 12,* 41-57. https://doi.org/10.4995/sonda.2023.20749

Navarro Espinach, G. (2019). La Edad Media a través del cine: la Trilogía de la Vida de Pasolini, *EARI Educación Artística Revista de Investigación, 10,* 286-302. https://doi.org/10.7203/eari.10.14089

Onfray, M. (2020). *Política del rebelde. Tratado de resistencia e insumisión.* Anagrama.

Ordine, N. (2013). *La utilidad de lo inútil. Manifiesto.* Acantilado.

Parker, T. (2009). Continuing the Journey — the Artist-Teacher MA as a Catalyst for Critical Reflection. *International Journal of Art and Design Education, 28 (3),* 279-286. https://doi.org/10.1111/j.1476-8070.2009.01623.x

Patiño, A. (2017). *Todas las pantallas encendidas. Hacia una resistencia creativa de la mirada.* Fórcola.

Postman, N. (2018). *Tecnópolis. La rendición de la cultura a la tecnología.* El Salmón.

Ramón-Verdú, A. J. (2023). Del texto narrativo a la imagen visual: factores del proceso metodológico en una acción educativa. *Educación Artística Revista de Investigación, 14,* 138-151. https://doi.org/10.7203/eari.14.26389

Rancière, J. (2013). *Le maître ignorant. Cinq leçons sur l'émancipation intellectuelle.* Fayard.

Salido-López, P. V. (2021). La Educación Artística ante el reto de enseñar a aprender: un estudio de caso en la formación de docentes. *Arte, Individuo y Sociedad, 33*(4), 1429-1447. https://doi.org/10.5209/aris.72439

Sennett, R. (2013). *El artesano.* Anagrama.

Soto-González, M.D., Rodríguez-López, R. & Renovell-Rico, S. (2023), Transdisciplinarity and Reflective and Creative Thinking through Art in Teacher Training. *Education Sciences, 13,* 1003. https://doi.org/10.3390/educsci13101003

Sutton, R. E. (2020). Discovery from Discomfort; Embracing the Liminal in Auto-Ethnographic, Biographical and Arts-Based Research Methods. *International Journal of Art & Design Education.* https://doi.org/10.1111/jade.12321

Sweeny, R. W. (2023). Digital and Postdigital Media in Art Education. *Studies in Art Education, 64*(4), 401-405. https://doi.org/10.1080/00393541.2023.2273706

Yin, Robert (1994). *Case Study Research: Design and Methods.* Sage Publications.

2. Una buena revista indexada. Pasado, presente y... ¿futuro?

Ana M. Vernia-Carrasco
Universitat Jaume I

El caso de la revista ARTSEDUCA plantea una serie de reflexiones en torno a las revistas indexadas. Se plantean cuestiones éticas y de responsabilidad social e institucional. El acceso a los puestos de trabajo a tiempo completo en las universidades depende en gran medida de las publicaciones indexadas. También la ANECA marca una serie de pautas en las que se "obliga" publicar en revistas de alto impacto. Otra cuestión son las tasas que algunas publicaciones exigen a los investigadores para publicar, comerciando con el conocimiento y el trabajo de quienes ofrecen sus artículos.

INTRODUCCIÓN

Publicar en revistas de impacto, parece ser hoy más una necesidad, que un interés por difundir y compartir experiencias, investigaciones, proyectos, etc. La presión por las acreditaciones se ha convertido en una "motivación" para buscar no la mejor revista, sino la de mayor impacto. Esta situación, bajo nuestro punto de vista, también supone cierta presión para los editores, quienes están en continua competencia para posicionar su publicación. Miyahira (2011) señala que la producción científica de un país viene determinada por el número de publicaciones científicas, no obstante, las instituciones crean, sin demasiado control, revistas que tendrán difícil continuidad, por no ser la consecuencia de investigaciones. Por otra parte, las plataformas en abierto, como Open Journal System (OJS), aunque se presentan como un recurso de gestión idóneo, consideramos que es necesaria una formación que permita un manejo eficiente, para facilitar la labor de los editores y garantizar el proceso a los autores. Como indica Hernández-Huerta (2016), en su carta al editor, cada vez más, la gestión de revista resulta ser más compleja y exigente, también nosotros lo entendemos así, pues no solo es gestionar un equipo editorial, sino también revisores, plataformas, indexaciones, además de la velocidad en la que se mueven hoy las tecnologías o las redes sociales. Por otra parte, los recursos económicos y humanos, son fundamentales para conseguir la calidad "deseada", aunque, no garantizan la indexación en relevantes repositorios, pues la gestión y el márquetin, también son acciones a tener en cuenta.

EDICIÓN DE REVISTAS

La guía editada por Delgado López-Cózar, Ruiz-Pérez, y Jiménez-Contreras, E. (2006) sobre la Edición de Revistas Científicas Directrices, Criterios y Modelos de Evaluación, ya mostraba los diferentes problemas que se pueden encontrar para conseguir una cierta calidad en las publicaciones científicas, tales como el uso del inglés, la falta de equipos editoriales cualificados o la seriedad en la periodicidad, lo que supone una dificultad en la visibilización de la revista, por una parte, y en la consideración para publicar por otra. Estos autores señalan la complejidad en el proceso de edición, entendiendo por una parte el continente de la publicación y, por otra parte, el contenido científico.

PROPUESTA REIVINDICACIÓN NECESIDAD

En el 9ª Congreso CRECS (Conferencia Revistas de Ciencias Sociales y Humanidades), se presentó la propuesta "La edición de revistas" (Vernia-Carrasco, 2019), que según la autora era más una reivindicación y una necesidad, que una investigación, señalando que se es consciente de las dificultades que se encuentran los responsables de la educación de publicaciones para editar una publicación científica. Como señalaba esta autora, cuando se va consiguiendo cierta reputación, logrando indexarse en importantes bases de datos o repositorios, atendiendo a la ética y responsabilidad, los que figuran de alguna manera en la publicación, no pueden publicar (cuestiones éticas). Así mismo y aunque se entiende como lógico, no lo es tanto, que quienes generan conocimiento, comparten y difunden, e incluso ayuden en la gestión y difusión, tengan que pagar por ello (pagar por publicar en revistas de impacto).

La figura 1 (Vernia-Carrasco, 2919) expone el póster presentado en la Conferencia CRECS (op. cit.). Destacando que se entiende que no todas las publicaciones comercian con el conocimiento de otros, pero quizás, debiera existir una normalización en la difusión del conocimiento, que, sin perder ni la calidad ni el rigor, permitiera garantizar la difusión del conocimiento, y vigilar su comercialización a costa del tiempo, trabajo y esfuerzo de los investigadores/as.

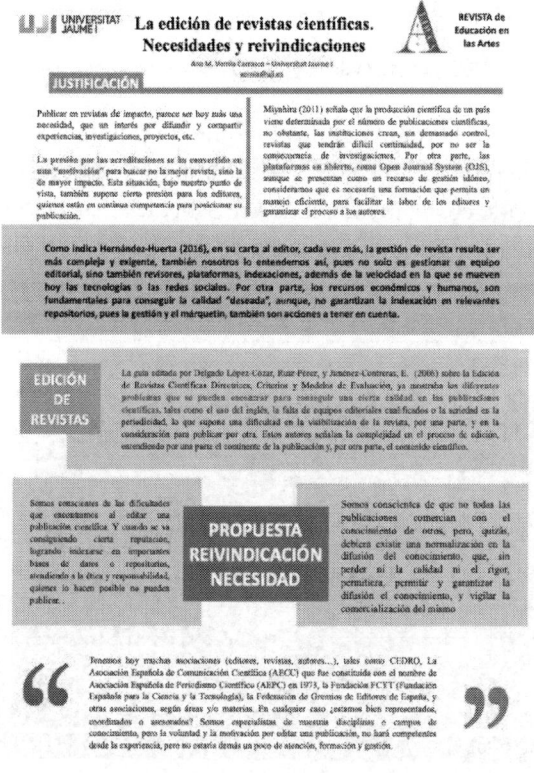

Figura 1. La edición de revistas (Vernia-Carrasco, 2019)

REVISTAS CIENTÍFICAS: ¿CÓMO NACE *ARTSEDUCA*?

La siguiente figura muestra la imagen web de la revista ARTSEDUCA en su primera aparición y con su logo original. Fue en enero de 2012 cuando se presentó su primer número en la librería Argot de Castellón

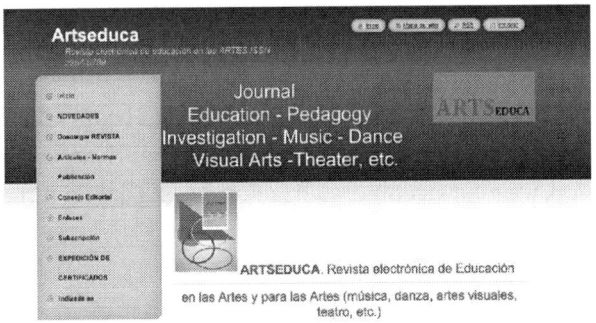

Figura 2. Vista de la primera web de *Artseduca*

En la siguiente figura, la editora y directora de la revista explicó el propósito de la publicación. Solo se imprimieron 3 ejemplares en papel, debido al elevado coste que tenía una revista artística. Desde sus inicios se decidió, y así se mantuvo a lo largo de los años, que el diseño de una publicación artística debía mostrar una imagen donde primara el arte (fotografías, colores, diseño, etc.)

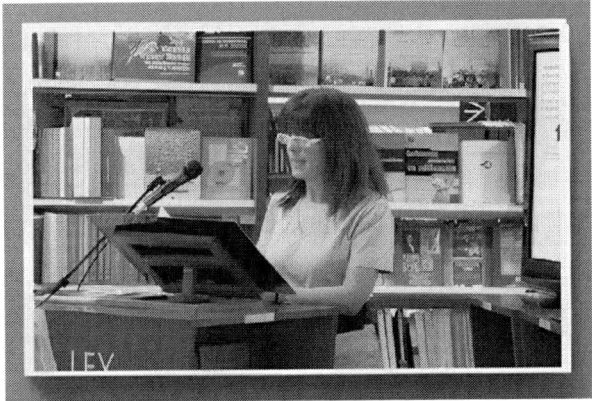

Figura 3. Presentación del primer número de ARTSEDUCA por su editora (Ana M. Vernia)

A la presentación del primer número asistieron representantes de la Universidad Jaume I, del departamento de Educación, así como algunos miembros del comité científico y editor e investigadores y docentes relacionados en las artes.

ANTECEDENTES

Artseduca nace a partir de una experiencia en una escuela de música y la gestión de una revista anterior (*Artres*). Tras la positiva experiencia de dirigir una publicación y conocer su funcionamiento respecto a normativas e indexaciones, se decide iniciar el reto de *Artseduca*. Los primeros pasos se dirigen a formar un consejo editorial y un comité científico, después de adquirir el ISBN. Cabe decir que fue especialmente fácil confeccionar los dos equipos (editorial y científico), pues todavía no se conocían muchas revistas que recogieran la interdisciplinariedad de las artes. Dirigida a la educación y la investigación artística y con especial interés el difundir trabajos de jóvenes y expertos, combinando artículos de investigación, de opinión, experiencias educativas o reportajes. Una serie de cuestiones fueron necesarias para que la revista fuera tomando forma:

— ¿Cómo queremos que sea la revista?

— ¿Qué secciones se abrirán?

— ¿Cuál será la plataforma web?

— ¿Qué periodicidad tendrá?

— ¿Será virtual o en papel?

— ¿Qué patrocinadores serán necesarios?

INDEXACIONES... CON LOS AÑOS ...

El trabajo más intenso y a la vez más gratificante fue el conseguir las diferentes indexaciones. Fue relativamente fácil indexarse en Latindex,

Dialnet, DOAJ, etc. Y, contrariamente a lo que se presupone, se consiguió entrar en SCOPUS en Q4 y prácticamente en dos años la revista se posición en Q2 (2023). Tras la entrada en SCOPUS, fue fácil conseguir el sello de FECYT, que se renovó cada año, sin complicaciones. Esto convirtió a ARTSEDUCA en una de las revistas más relevantes dentro de las revistas científicas españolas, de su campo. En la figura 4 se muestras las primeras indexaciones.

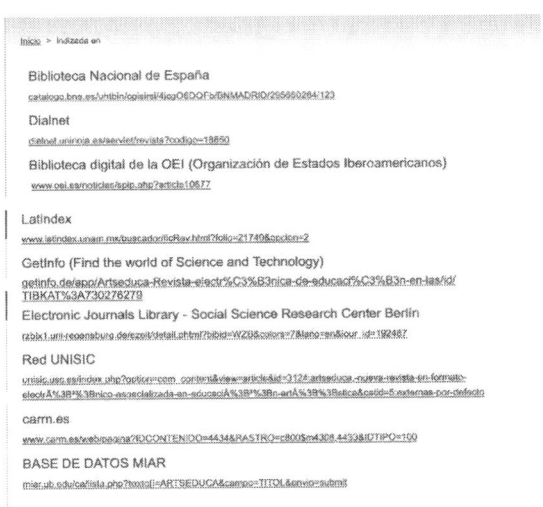

Figura 4. Las primeras indexaciones

No obstante, la indexación supuso un aumento de solicitudes para publicar, lo que trajo un aumento del rechazo de propuestas, y un aumento de trabajo también por parte de la gestión de la revista relacionado con la revisión.

SOPORTE INSTITUCIONAL

El soporte institucional en los primeros años fue nulo. En los últimos años se facilitó una plataforma para albergar a todas las revistas. (La cesión de espacios era común para quien lo solicitase y cumpliera con unos mínimos exigibles, independientemente que fuese para una revista, un blog, una web, etc.). Además, se contó con una ayuda económica a la que se podía postular siguiendo unas bases y unos requisitos. Esta ayuda económica, en el caso de *Artseduca* se destinaba a la maquetación, puesto que no recibía ningún tipo de ayuda por parte de departamento o facultad, ni tampoco de otra índole. En la siguiente figura se puede ver la apariencia que la revista tenía en los últimos años, utilizando la plataforma cedida por la institución y cuya gestión respecto a la educación de la revista, dependía en su totalidad de la editora y directora.

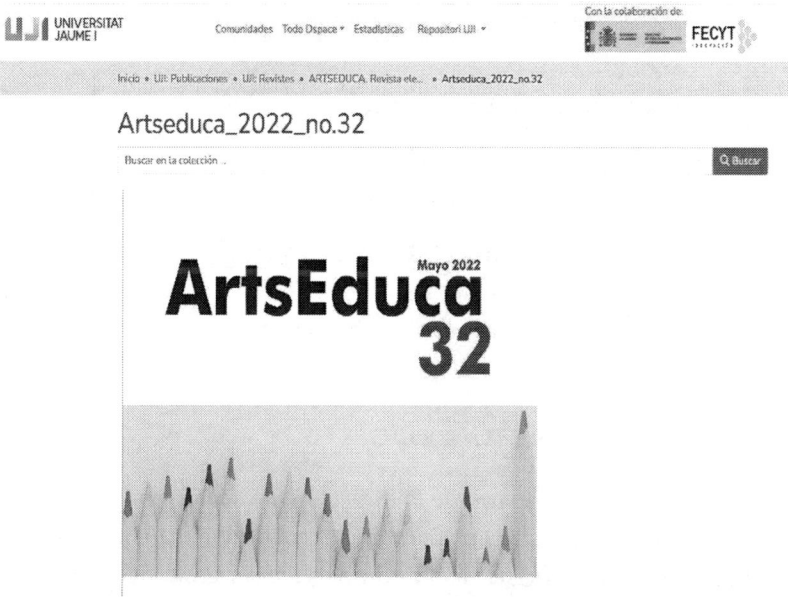

Figura 5. Apariencia que se podía apreciar en 2023 en la web institucional (gestionada por la Editora)

En la figura 6 se muestra el contenido de un número completo. Como se aprecia, se constituía con diferentes secciones, entre los que no faltaban los artículos de investigación y la sección de entrevistas. Sí podía varia la sección de opinión o la de reportajes.

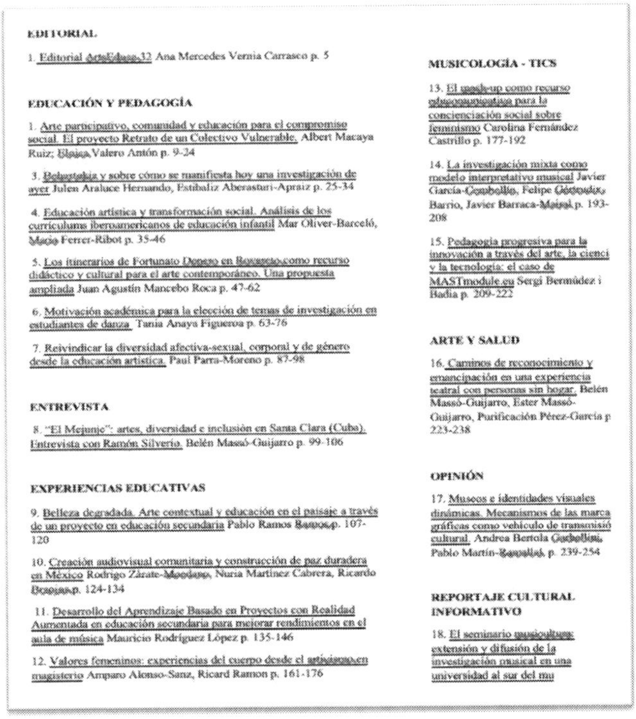

Figura 6. Apariencia de un número completo.

ARTSEDUCA EN LA ACTUALIDAD

Tras la renuncia, por parte de la dirección, de seguir gestionando la publicación sin un apoyo considerado, adecuado y pertinente a la calidad de la misma, la revista fue adquirida para ser gestionada por una nueva dirección y de manera externa a la institución. La nueva dirección mantuvo secciones y líneas de la revista, así como su diseño, y se comprometió a sustituir tanto a la dirección como al comité editorial y científico. No obstante, cambió las políticas de publicación, que había sido gratuita y abierta desde su creación. Actualmente la revista cobra unas tasas elevadas por publicar y también penaliza económicamente si el artículo es retirado tras su primera revisión (por trabajos de revisores), aunque se entiende que los revisores no reciben ninguna remuneración por su trabajo.

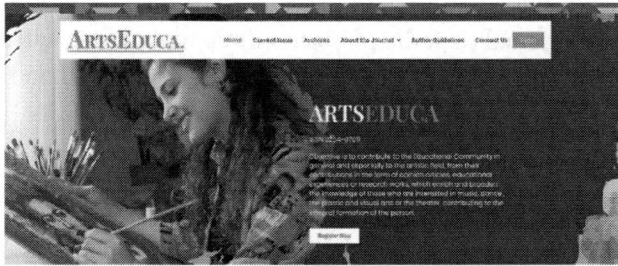

Figura 7. Apariencia de la revista en la actualidad

Como se aprecia en la figura 7, la revista mantiene su apariencia en su colorido formato y diseño atractivo, si bien el contenido de los números ha cambiado considerablemente, como puede observarse en la figura siguiente:

Original Article

EXPLORING THE BRIDGE BETWEEN CULTURES: THE IMPACT OF NARRATIVE COMPLEXITY, PSYCHOANALYTIC THEMES, AND CULTURAL FAMILIARITY ON CROSS-CULTURAL UNDERSTANDING THROUGH EMOTIONAL ENGAGEMENT IN FILM
Jiahe Peng ...

DIFFICULTIES FACING PUBLIC ADMINISTRATION STUDENTS IN THE PREPARATORY YEAR AT KING FAISAL UNIVERSITY IN LEARNING THE BASIC SCIENCES COURSE (CHEMISTRY)
Nahia Abbas Hilmi Ibrahim ...

PERFECTIONISM AMONG YOUNG ADULTS: A PATH ANALYTIC APPROACH EXAMINING THE IMPACT OF PERFECTIONISM ON STUDENTS' LEADERSHIP GIFTEDNESS
Mohammed Saeed Al-Qahtani ,Yusra Zaki Aboud ,Mamdouh Mosaad Helali ,Rommel Mahmoud AlAli ...

THE IMPACT OF LEARNING ENGAGEMENT AND INTERPERSONAL INTERACTION ON LEARNING EFFICIENCY IN CHINESE ACADEMIC MUSIC EDUCATION
Yuan Feng,Khunanan Sukpasjaroen ...

QUALITY ASSURANCE AT JORDANIAN UNIVERSITIES: A CRITICAL FUNCTION
Asma Jadallah Khasawneh ,Yusra Jadallah Abed Khasawneh ,Dima Mowfaq Ahmad Khasawneh ,Zaid Saidat ,Mohamad Ahmad Saleem Khasawneh ...

ARTICULATION AND EXPRESSIVE INTERPRETATION IN WANG JIANZHONG'S TRANSCRIPTION "A HUNDRED BIRDS PAY HOMAGE TO THE PHOENIX"
Xiao Pei Zhang,Fung Chiat Loo ,Mei Foong Ang ,Pei Sze Yeoh ...

PRACTICAL ANALYSIS OF MULTI-MODAL TEACHING BEHAVIOR IN ELEMENTARY SCHOOL MUSIC SINGING GAME TEACHING
Tianqi Wang ,Xing Yu ...

Figura 8. Apariencia de un número desde la nueva gestión

En la figura 8 se puede ver como los artículos ya no se organizan por secciones y ha caído considerablemente su propuesta. Además de apreciarse que todos los artículos se publican en inglés, mientras que en la propuesta original se podía publicar en español, valenciano e inglés. Esto muestra la pérdida del valor cultural que ofrecía el idioma a través de la revista. Por otra parte, y como se aprecia en la figura 9, las tasas por publicar convierten a la revista en un negocio:

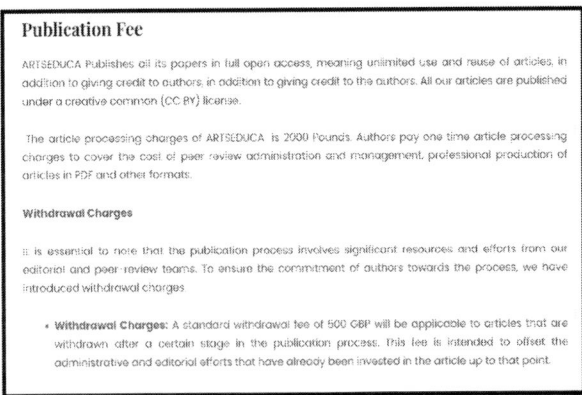

Figura 9. Tasa por publicar y por retirar un artículo

En la figura 10 se observa como la revista ha perdido su valor respecto a los cuartiles en SCOPUS, pasando a Q3 en 2023, año en que la revista pasa a formar parte de la gestión externa.

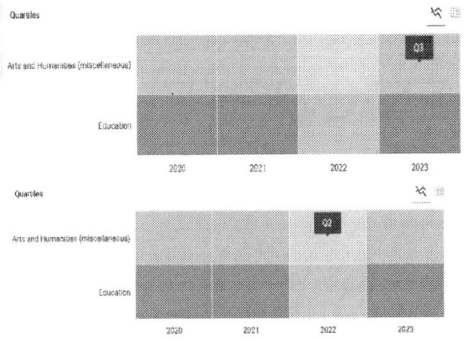

Figura 10. Pérdida de cuartil Q2 en 2022 a Q3 en 2023

CONCLUSIONES

El conseguir una buena posición laboral en la universidad, es decir, el acceder a la universidad a tiempo completo, requiere poseer una acreditación que está sometida a la productividad de excelencia. Estos valores de excelencia pasan en una parte importante por la publicación en revistas indexadas. No obstante, no vale cualquier indexación, pues las revistas con mayor impacto son las que ofrecen mejores posibilidades. No se entrará en los detalles de si el impacto está bien medido o no, o si lo que se pide es el número de citas y no la calidad de la publicación. Por otra parte, las universidades exigen a sus investigadores que su producción se difunda en revistas de calidad (indexadas en los valores más altos), y buscan posicionarse en los ránquines más populares. Sin embargo, se observa que las universidades españolas, carecen en su mayoría de publicaciones indexadas en las principales bases de datos, y especialmente en el campo de las humanidades y más especialmente de la rama artística. En este sentido, se extraña un apoyo y fomento por las publicaciones artísticas interdisciplinares por parte de las instituciones, no solo desde el apoyo económico sino también desde el reconocimiento académico. No se extraña que la educación y dirección de revistas no tenga tales reconocimientos, pues la ANECA (la Agencia Nacional de Evaluación y Acreditación) no tiene en sus ítems de valoración este tipo de trabajo, aunque sí tiene en consideración relevante los cargos de gestión académica (decanato, vicedecanato, rectorado, vicerrectorado, etc.).

Tomando el ejemplo de *Artseduca*, puede entenderse que las revistas de alto impacto (bien indexadas) sean un atractivo para empresas o instituciones privadas, como negocio, especialmente en España. Esta situación viene marcada por las exigencias de la ANECA. De igual modo, si la gestión y edición de revistas tuviera una alta consideración en esta agencia, puede entenderse que estaría más valorado su trabajo, aunque también más discutido la repartición de cargos editoriales. Por tanto, y como conclusión final, cabe reflexionar, por una parte, por el reconocimiento del papel editorial y de gestión de publicaciones. Por otra parte, el apoyo institucional y su reconocimiento equiparable a otra gestión académica o de investigación de proyectos. Y finalmente, el papel que la ANECA juega en facilitar que la publicación sea un negocio para unos y una lacra para otros. No obstante, es necesario que las publicaciones de calidad sean abiertas, y con rigor, pues de ello depende la difusión del conocimiento. En este sentido es un derecho poder acceder libremente a dicho conocimiento y su buen uso en beneficio de la sociedad.

REFERENCIAS

Delgado López-Cózar, E., Ruiz-Pérez, R. y Jiménez-Contreras, E. () Edición de Revistas Científicas Directrices, Criterios y Modelos de Evaluación. Recuperada de: https://www.fecyt.es/es/publicacion/la-edicion-de-revistas-cientificas-directrices-criterios-y-modelos-de-evaluacion

Hernández-Huerta J. (2016). La gestión editorial de revistas científicas hoy. La revisión externa de originales y el «corte del editor». Revista ORL [Internet]. 125-126. Disponible en: http://revistas.usal.es/index.php/2444-7986/article/view/14168

Miyahira, J. (2011). ¿Más revistas científicas o repositorios institucionales de acceso abierto? Revista Medica Herediana, 22(1), 1-3. Recuperado de http://www.scielo.org.pe/scielo.php?script=sci_arttext&pid=S1018-130X2011000100001&lng=es&tlng=es

Vernia-Carrasco, A.M. (2019). La edición de revistas. Necesidades y reivindicaciones. Científicas. 9ª Conferencia internacional sobre revistas de ciencias sociales y humanidades (CREECS). 23 y 24 de mayo en la Universidad de La Rioja. Logroño https://www.s+cimagoepi.com/crecs/historia-crecs/9a-crecs-2019/

3. El arte de editar *grafica*, una revista diamante

Daniel Tena Parera
Universitat Autònoma de Barcelona

El presente texto es una reflexión sobre los procesos de edición diamante. En él se exponen las vicisitudes que puede tener la publicación de una revista como *grafica*. Se expone la trayectoria de la revista "grafica" sus vinculaciones con su homónima, la revista científica *Questiones Publicitarias* y con el "Symposium grafica_qp". Se presentan los datos de publicación y se explican los procesos de publicación junto con los costes que ello puede suponer. La reflexión nos conduce a la valoración de los aspectos a cubrir por las instituciones que editan las revistas diamante y lo que supone para la viabilidad de las publicaciones la búsqueda de ingresos adicionales. Además, se presentan los índices de referencia para la publicación de artículos, el tráfico de artículos, la tipología de los accesos, el origen geográfico y vías de las consultas de la publicación.

La revista científica especializada en diseño gráfico *grafica International Journal of Graphic Design* se publica desde 2013 en Open Journal System desde la Universitat Autònoma de Barcelona. Cuando la creación del Espacio Europeo de Enseñanza Superiores (EEES) promueve la renovación de las titulaciones universitarias, los estudios de diseño gráfico en España obtienen la categoría de estudios universitarios (2010). Hasta ese momento, los estudios se desarrollaban en centros de formación aplicada sin la consideración de estudios universitarios. Sus docentes tampoco tenían la inquietud de la investigación y mucho menos la necesidad de publicar en revistas científicas. Con el objetivo de ofrecer a la comunidad implicada en los estudios de diseño gráfico un vehículo que facilitase esa publicación y de ser un incentivo, se inicia el proyecto que se concreta con la publicación de una revista de orientación científica con la temática central del diseño gráfico.

Por ello, *grafica* pretendió desde un inicio, y todavía pretende, ser un instrumento de comunicación científica de y sobre diseño gráfico. Además, pretende también potenciar la visibilidad del trabajo científico en el campo del diseño gráfico. Por ello, ya desde el principio se estableció como línea editorial el modelo anglosajón de las publicaciones científicas y como referentes a seguir, los criterios establecidos por CENAI (19), ANECA (20) y LATINDEX (33) para las publicaciones científicas, así como IN-RECS y de los listados de revistas científicas de calidad (Web of Science, ...).

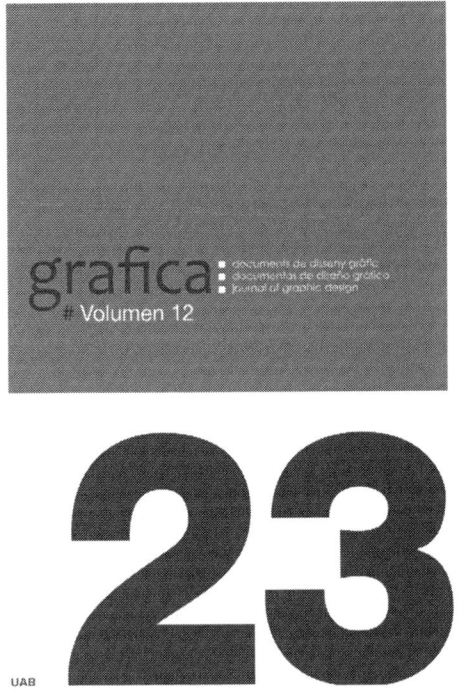

Figura 1. *grafica*, una revista científica sobre diseño gráfico.

grafica inició su trayectoria con la misión de generar un conjunto de materiales que, en forma de documentos científicos, dotasen al ámbito del diseño gráfico de un entorno empírico y lo alejasen de las prácticas no fundamentadas desde la óptica científica y, en consecuencia, poco o nada científicas. Por ello se pretendió construir un espacio, en este caso y metafóricamente hablando, un espacio gráfico de evidencias científicas que permitieran un progreso tanto intelectual como profesional del ámbito del diseño gráfico.

El diseño gráfico es una actividad que está muy presente en la sociedad y, por tanto, es una actividad que de manera silenciosa produce una fuerte influencia en ella. En este sentido, vemos los productos del diseño como formas de comunicación entre las personas, entre las organizaciones y las personas, y es por ello que consideramos el diseño gráfico como un sistema articulado de signos de comunicación intencional que invita a una especial atención. Así, el estudio de esta comunicación mediatizada por los elementos gráficos es, a nuestro entender, del todo necesario. Y lo es, especialmente, para aquellos académicos e investigadores especializados en los aspectos vinculados al diseño gráfico y la comunicación que ello conlleva.

A ellos, grafica les facilita la divulgación de su trabajo. Diez años más tarde, *grafica International Journal of Graphic Design* está en el Q1 del SRJ en Arte y Humanidades.

EDICIÓN DIAMANTE

Diamante son aquellas revistas que publican en abierto y que, además, no cobran a los autores por publicar. La pregunta inmediata es ¿quién o cómo se sufragan los costes que implican los procesos de edición de una revista científica? Las personas implicadas en el proyecto de *grafica* [Fig. 1], aunque desmotivadas por lo que representa la edición de una revista científica y hacerlo desde cero, en 2017 acogieron, como propia, la revista científica decana iberoamericana sobre Publicidad, *Questiones Publicitarias* [Fig. 2]. Fue necesario subir todos los documentos publicados hasta entonces en formato papel o en pdf. De este modo se convertían más 24 años de documentación científica sobre publicidad al formato OJS y la publicación de todos los artículos con su referencia DOI. Hoy en día las dos cabeceras comparten equipo editorial, proyecto editorial, procesos editoriales y problemáticas editoriales que representan la edición de revistas diamante.

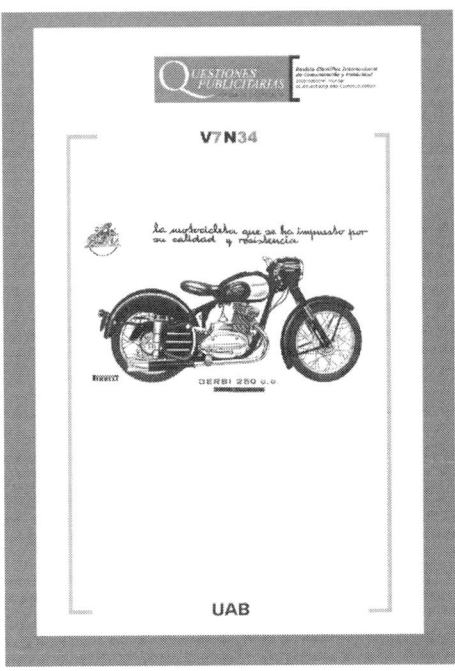

Figura 2. *Questiones Publicitarias*, una revista científica
sobre publicidad editada por el mismo equipo que *grafica*.

En ambas publicaciones aparecen artículos en las siguientes secciones: Editorial, Expertia, Investigación o *Papers*, Ensayos y Reseñas [Fig. 3]. La Editorial es un texto donde los responsables de la publicación reflexionan sobre detalles del ámbito de la revista y presentan los artículos que se publican en el número correspondiente. La sección Expertia consiste en un texto que se pide a una persona "experta" en el ámbito a quien se le encarga que desarrolle una temática concreta. Esta sección no tiene una estructura definida y puede adoptar narrativas como la de un reportaje, de una noticia, de una crónica o puede ser el relato de un trabajo o incluso puede ser una entrevista. La sección *Papers* o Investigación, sigue la evaluación ciega de pares y tienen la configuración, más anglosajona del concepto "paper". Es decir, son investigaciones de carácter cuantitativo o experimental, pero también pueden ser la presentación de investigaciones cualitativas siempre que se presenten los resultados de manera cuantitativa. La sección Ensayos está destinada a la presentación de trabajos que no entran en la concepción de la sección de *papers* pero sí tienen interés para la revista como documento científico. Esta sección también sigue la evaluación ciega de pares por lo que posee todo el reconocimiento científico posible. Finalmente, la revista publica aportaciones en la sección de reseñas. Éstas pueden ser de un libro, de una investigación, de una exposición; en definitiva, de cualquier evento que pueda ser reseñado y de interés en el ámbito de la revista.

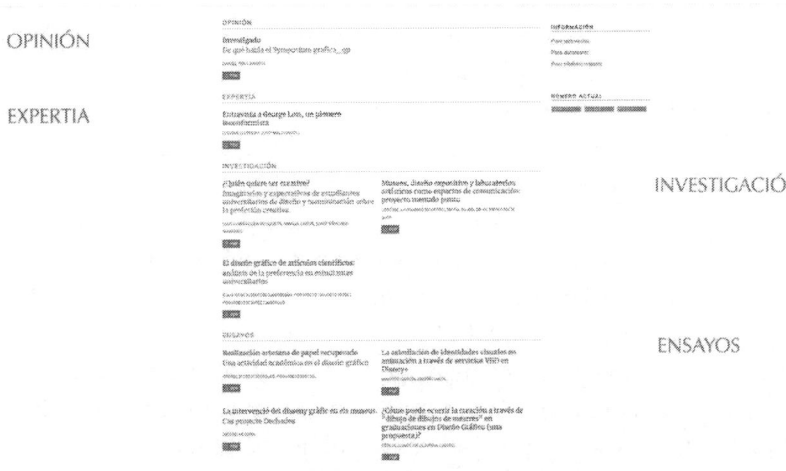

Figura 3. Secciones de la revista científica *grafica*.

La revista *grafica* publica dos números (enero y julio) en formato OJS al año, de los cuales se edita un volumen anual (diciembre) en formato papel. Además, se caracteriza por no generar "call for papers" y son cada uno de los artículos recibidos para su revisión, los que establecen sus propios tiempos de publicación. Es decir, cuando llega una propuesta de artículo, éste se revisa por las personas editoras y, si reúne las condiciones establecidas por la revista, pasa a la revisión "doble ciego". Cada una de las personas responsables de la revisión realiza la lectura, revisión e indicaciones que considera sobre el texto. Indicaciones que son facilitadas a las personas autoras de los manuscritos para que modifiquen su aportación según las indicaciones de la revisión. Este proceso puede requerir una o más rondas de revisión hasta que se acepta completamente el artículo para su publicación. Este proceso suele tener diferente duración, en función del tipo de artículo-sección y de la calidad de la redacción. Por lo general los "papers" se alargan más en el tiempo que los "ensayos". En cada artículo publicado consta la fecha de recepción, la de aceptación y la de su publicación.

DE LO APRECIABLE A LO IMPERCEPTIBLE

Lo apreciable de la publicación de *grafica* es su indexación. Años han sido necesarios para llegar a demostrar que el proyecto bien merecía la condición de revista de referencia en y para el diseño gráfico. Lo apreciable de la publicación de *grafica* es su calidad visual. El diseño, aparentemente caprichoso, sobre todo en el formato papel, es consecuencia de maquetar un documento en formato pdf que permitiera, a la vez, su lectura en pantalla y en papel. Su publicación en color eleva su impacto visual y, al mismo tiempo, determina la atracción necesaria en una publicación de esta índole. La posición de las ilustraciones, el tratamiento de las citas y anotaciones... Todos estos detalles son tratados con detalle por el equipo editorial y de maquetación para la mejor calidad visual de la revista. Lo apreciable de la publicación de *grafica*, al menos para las personas que han publicado en *grafica* es haber constatado que el equipo editorial pretende estar al lado de las personas autoras en el seguimiento de su artículo para ayudar, si es necesario, al proceso de publicación. No se trata de una gestión fría. Se trata de comprender el servicio que hace la revista a las personas autoras en su intención de divulgar un trabajo de investigación que le permitirá visualizar su trabajo como persona investigadora y, a la vez, ayudar a otras personas a realizar sus investigaciones y trabajos.

Lo apreciable de la publicación *grafica* es, en definitiva, los artículos publicados, los volúmenes impresos. La cantidad de páginas que representan al trabajo de las personas implicadas: autoras, revisoras, editoras, maquetistas... En definitiva, lo que puede accederse a través de la site de la revista: https://revistes.uab.cat/grafica/index. Y, en concreto, en el último año han sido publicados 2 números, (enero y julio), 1 volumen en diciembre; 26 artículos publicados (2 editoriales, 2 expertia, 6 investigaciones, 16 ensayos y 1 reseña). Por otra parte, hay 21 artículos en prensa (publicados digitalmente con asignación de DOI pero todavía sin asignación a un número concreto): 1 expertia, 1 reseña, 10 investigaciones y 9 reseñas. Y también hay 22 artículos en revisión y 22 artículos más en producción. Pero quizás más importante que lo que se puede apreciar y constatar es lo imperceptible a vista de las personas no implicadas con la edición. Efectivamente, detrás de todas esas evidencias que hacen de *grafica* un fenómeno apreciable, hay todo un conjunto de actividades, de acciones, de tareas que personas concretas hacen que todo ello sea posible. En concreto nos referimos a las personas implicadas (567) en la revista. Hay 3 gestores de la revista, 1 persona dedicada a la producción (en ocasiones pueden ser dos o más) 373 personas autoras, 228 personas responsables de las revisiones de los artículos en los procesos de doble revisión ciega, y las personas (370) que leen y consultan la revisa. Para que todo ello sea posible, hay que realizar un trabajo oculto e imprescindible que bien está enumerar. En primer lugar, se recibe un envío que suele tener un par de archivos de texto (documento word con autoría y sin autoría visible) además de algunos ficheros en formato jpg para las imágenes, más algún diálogo que las personas autoras dirigen a los editores para realizar alguna observación o indicación sobre su manuscrito.

Luego sigue la revisión de la persona responsable de la edición del artículo, y la gestión de todos esos documentos digitales para que se inicie el proceso de revisión: asignar las personas revisoras y facilitar su acceso a los documentos de revisión. Hay que atender a las posibles indicaciones de las personas revisoras y obtener de ellas las indicaciones y evaluación. Esa evaluación se filtra para ser facilitada de manera detallada y comprensible a las personas autoras de los manuscritos para que realicen las modificaciones pertinentes. Este proceso se puede repetir una o dos veces hasta que se puede aceptar el artículo para su publicación. Entonces se inicia otro proceso: el de la maquetación, que nos ha de llevar a la obtención de una prueba pdf del artículo. Ésta se debe mandar a la autoría para su conformidad o, en su defecto, la indicación de correcciones. Una vez listo para publicar el artículo con la conformidad de la autoría y de las personas responsables de la edición, se publica el artículo (en prensa o en un número concreto). Para ello, hay que revisar los metadatos del artículo en los idiomas de publicación de la revista, dado que muchas veces han sido modificados fruto de la revisión ciega. En el caso de grafica son 3: Català, English y Castellano. Hay que revisar que las personas autoras tengan los datos de filiación correctamente indicados con su email, centro, orcid…; hay que revisar o escribir el título, subtítulo y resumen del artículo; hay que revisar las palabras clave; se deben introducir las referencias o citas que se han utilizado en la última versión aceptada del artículo.

Ya casi estamos al final del proceso de edición. Nos queda la parte más técnica y crítica para que el artículo esté bien indexado digitalmente. Hay que asignarle un DOI que lo identifique de manera única. Hay que subir la galerada del artículo, indicar el idioma del artículo y asignarle la ruta URL (número-pdf-idioma del artículo). Luego, los derechos de autor y licencias URL para finalizar con la asignación definitiva a un número concreto (en prensa o publicado): Indicación de la sección, las páginas en el número, la ruta URL del artículo dentro del número determinación de la fecha de publicación y número. Este proceso que no nos lleva más que unas cuantas líneas de texto, puede significar más de media hora de trabajo por artículo, dependiendo de la edición que requieran los metadatos y seis a doce meses de trabajos indirectos desde el primer envío del manuscrito. Trabajos que implican atención a comunicaciones, revisiones y gestiones de archivos y personas durante ese tiempo.

DATOS ESPECÍFICOS DE LA EDICIÓN

Una manera de explicar de lo que representa la edición de "grafica" puede ser la indicación de la tendencia y presentación de sus números (datos obtenidos en octubre 2024). Para ello, nos fijamos en los datos que nos ofrece la propia plataforma OJS (Open Journal Systems (OJS), que respalda la publicación académica de acceso abierto; https://pkp.sfu.ca/software/ojs/) de la revista y, por otro lado, los datos ofrecidos por la herramienta Plausible (Plausible Analytics es una alternativa de Google Analytics de código abierto; https://plausible.io) para la revista.

El volumen. Los envíos recibidos durante el último año (56) de un total de 291 (21 artículos al año de media desde el inicio de publicación). Este dato muestra la clara tendencia al incremento de envíos. Los artículos aceptados son 40 en el último año de un total de 219 artículos en total, lo que representa 16 al año de media desde el inicio de la publicación. Aquí también se muestra una clara tendencia al incremento de los artículos aceptados. Incremento que también se manifiesta respecto de los artículos rechazados: 20 artículos en el último año (38 desde el inicio la publicación lo que representa un total de 3 al año). De los artículos rechazados, 6 son antes de revisión (15 desde el inicio de la revista lo que representa 8 al año); 14 son rechazados después de la revisión (23 desde el inicio de la revista lo que representan 1 al año). En cuanto a los artículos publicados, éstos son 43 en el último año (197 desde el inicio, lo que representa 14 al año).

Toma de decisiones. Otro de los aspectos relevantes en una publicación científica es el tiempo que se tarda en tomar las decisiones durante el proceso editorial: revisión y aceptación o rechazo de los artículos, maquetación y su posterior publicación. En este sentido, los días hasta la primera decisión editorial (aceptar el artículo para el proceso de revisión) es de 7 días (la media desde el inicio de la publicación es de 76 días). Este dato muestra claramente un esfuerzo por reducir la toma de decisión inicial sobre un artículo. 165 días se han tardado en el último año para la aceptación definitiva de los artículos (siendo 178 días la media desde el inicio de la revista). Los días transcurridos hasta el rechazo de un artículo son 112 en el último año (de los 278 de media desde el inicio de la revista). Estos datos implican que la tasa de aceptación sea del 66% en el último año (75% desde el inicio de la revista) y en consecuencia se obtenga un 16% de rechazo antes de la revisión y un 18% después de la revisión (5% y 8% respectivamente desde el inicio de la revista). Todos estos datos muestran una clara tendencia a la mejora de las ratios editoriales en cuanto a la toma de decisiones por parte de los editores de la revista.

El tráfico. Queremos abordar también la visión de la edición de "grafica" des de la óptica del rendimiento de sus publicaciones. Para ello mostraremos los datos y los valoraremos: visitas, páginas vistas, tasa de rebote, duración de la visita. La revista ha recibido 26.500 visitas durante los 12 últimos meses, lo que representa una tendencia del 45% de incremento. 82.200 páginas han sido vistas por parte de lectores lo que representa un 50% de incremento. Hay un 51% de rebote con una tendencia a la baja del 2%. Y el tiempo dedicado a la consulta es de 2 minutos 30 segundos con una tendencia al incremento del 1%. Estos datos son en todos los casos positivos para la revista. Se incrementan las visitas, se incrementan las páginas visitadas y la duración de las consultas. Especial mención requiere el 51% de rebote con tendencia al descenso. Podemos considerar que tener una tasa de rebote del 50% es un valor más que aceptable, creemos que obtener estos valores para "grafica" debe ser considerado del todo positivo.

Origen de las visitas. Otro dato que nos ayuda a comprender la idiosincrasia de "grafica" son las características del origen de las visitas: origen del acceso, pantalla de acceso, procedencia geográfica, punto de acceso... El 42,64% de los accesos a *grafica* se producen a través de Google. Muy lejanos son los datos de otros orígenes como Dialnet, Bing, scimagojr, doaj, etc. [Fig. 4]. En cuanto a la ventana de acceso a *grafica* podemos decir que el 17,35% lo hacen a partir de la raíz "/grafica" y un 30,5% lo hacen de páginas generales de los menús de grafica. Pero es muy notable el 13,20% que acceden directamente a un artículo concreto del Expertia "Diseño de Comunicación Visual: el nuevo paradigma" de Joan Costa publicado en el Vol. 2 Núm. 4 (2014) con el DOI https://doi.org/10.5565/rev/grafica.23 en el que se dan diez apuntes de partida para transitar desde el grafismo renacentista al diseño gráfico en la era industrial de producción. Y de éste, hacia la comunicación visual en nuestra cultura de la información.

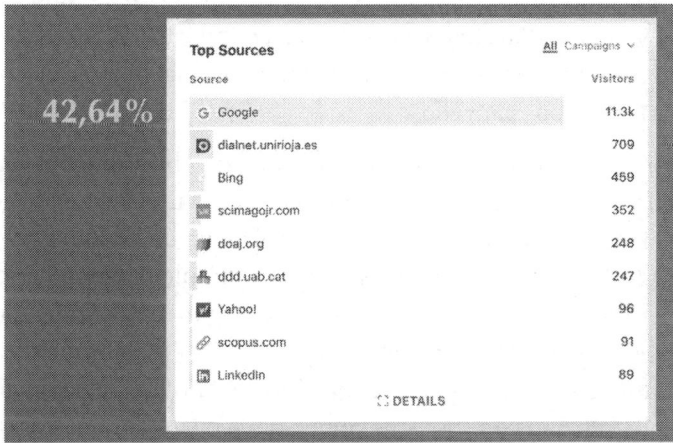

Figura 4. Origen de las visitas en *grafica*.

Procedencia geográfica y Puntos de acceso. Fundamentalmente, el país que más consultas otorga a "grafica" es España 9 mil; luego le sigue México con 3 mil seiscientas consultas o Perú con 3 mil. Luego ya la relación sigue con Colombia, Ecuador, Estados Unidos de América, Chile, Argentina, Bolivia... Las consultas se realizan a partir de la pantalla del Desktop (44%), del Laptop (37%), del Mobile con un 13% de las consultas y con el 5% desde la Tablet. El navegador más utilizado es Google Crome (71%) y Safari con el 12%. Los sistemas operativos utilizados son Windows con el 60% y Mac que representa el 25%. Les siguen Android, IOS, GNU/Linux y otros para completar el 100%.

VIABILIDAD ECONÓMICA A MODO DE CONCLUSIÓN

Hemos querido mostrar las preocupaciones generales que ocupan a los editores de revistas diamante como lo son, *grafica* y *Questiones Publicitarias*. En realidad, solo hemos mostrado lo más estimulante que de todo ello se desprende. Queda una cuestión de crítica influencia y que es otra que los recursos personales, técnicos y económicos que la publicación de una revista científica diamante requiere. Quizás hay quien se ve tentado a vender la publicación bajo la tentación de las organizaciones dedicadas profesionalmente a la publicación. Quizás hay quien, en ese mercado, puede superar los aspectos éticos con argumentos lucrativos y conquistar el acceso a niveles de indexación relevantes, en realidad no corroborados por su trayectoria editorial ni por alcanzar los criterios requeridos para ello.

Ni en el caso de *grafica* que se posiciona en el Q1, ni en el caso de *Questiones Publicitarias* nos mueve un afán especial, por estar ahí donde la visibilidad de las revistas provoca la avalancha de artículos, a veces, sin sentido. Nos mueve el trabajo silencioso, complejo y cómplice de las personas interesadas en los ámbitos del diseño gráfico, de la creatividad, de la publicidad y de la comunicación para ofrecer plataformas de difusión científica útiles a las personas que investigan, a las personas académicas que trabajan con sus estudiantes ya sea en grados, másteres o en la formación doctoral. Ese es el motor que nos mueve y esperamos que así lo sea en el futuro. Y en ese sentido, añadimos a la lista de activos, la convocatoria anual del "Symposium grafica_qp" como factor dinamizador de las dos revistas [Fig. 5]. Este evento trata de los temas vinculados con las dos revistas y orientado a facilitar la publicación de trabajos de investigación con su presentación en el symposium y su posterior publicación en una de las dos revistas (https://www.symposiumgrafica.com presencial y online). Pero para que todo ello sea posible, además del altruismo de las personas implicadas que trabajan en beneficio de otras sin una contrapartida más que el objetivo de publicar una revista científica sin costes para los autores, son necesarios recursos económicos adicionales que permitan publicar cada número.

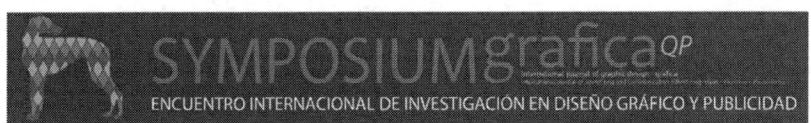

Figura 5. "Symposium grafica_qp" como factor dinamizador de la investigación y divulgación científica: https://www.symposiumgrafica.com

¿Cómo hacer frente a los costes del Host que permite el acceso a la revista en versión digital? O ¿cómo hacer frente al coste del OJS que permite la gestión de las personas y archivos que implican la publicación de las revistas? ¿Cómo sufragar el coste de maquetar cada artículo, cada número, cada volumen, ya sea en pdf o en papel? Si echamos cuentas, no es una cifra menor. Podríamos estar hablando de entre 6€ a 10€ por página maquetada. Si una publicación anual posee unas 570 páginas (sin contar cubiertas ni páginas de propiedad, índices ni cortesías...) nos podemos situar en unos 5.700€. Cabe pensar que un servicio conjunto de corrección de manuscritos y maquetación hace ascender esa cifra a 18€ por página. En el caso de nuestra revista de 570 páginas, esto elevaría el coste a 10.260€. A los que habrá que añadir los costes de los soportes informáticos mencionados anteriormente (estimamos unos 4.000€). Además, la gestión del DOI de los artículos y el coste de impresión, que dependerá de la tirada, pero rara vez será inferior a 3.000€ contando que el precio por página impresa nos pueda suponer 0,2€. Con riesgo a equivocarnos dado que el importe puede variar según el tipo de papel, el formato, el número de páginas o si se imprime en color o en blanco y negro, podríamos situar el coste de la publicación de una revista como *grafica* entre 12.000€ y 16.000€. Dicha cifra no considera las gestiones que también deberían ser remuneradas para los editores i/o gestores de la revista. Este detalle, no menor, elevaría la cifra al doble.

Así pues, la suerte de las revistas diamante, de *grafica*, de *Questiones Publicitarias*, y de muchas otras como éstas, va a depender de otros factores. Ya hemos indicado el factor "altruismo de las personas implicadas" que no reciben remuneración por su silencioso trabajo tan valioso como imprescindible. Hay que contabilizar el soporte de los equipos de los servicios de publicaciones. En el caso de la UAB, gente implicada en la calidad de las revistas y en dar soporte técnico a los editores. Puede haber ayudas institucionales. En el caso de *grafica* o *Questiones Publicitarias*, el departamento de "Publicitat, Relacions Públiques i Comunicació Audiovisual" y los convenios para la publicación de revistas de la UAB, sufragan parte de los costes. También, parte de las inscripciones al "Symposium grafica_qp" son destinadas al mecenazgo de la publicación científica de las dos revistas. Aun así, el balance no es positivo. Es necesario un reconocimiento académico y científico mayor. Que la dedicación de los gestores a la publicación de revistas científicas cuente entre las actividades académicas. Al fin y al cabo, dedican horas a ese trabajo en beneficio también de su universidad. No se puede delegar el trabajo experto que significa la gestión de los archivos a estudiantes o a académicos con dedicación precaria. No puede ser, creer que el esfuerzo ilusionado de los creadores de proyectos de publicación se vean puestos en cuestión por razones económicas que, en el global universitario, pueden ser insignificantes pero que para cada una de las publicaciones son vitales.

Si nos creemos que las revistas científicas cumplen una función social, académica y científica, hay que ir más allá de decir que lo son. Hay que darles los recursos necesarios. Qué mejor manera que finalizar el texto con el dicho en referencia al "círculo vicioso" o de la incongruencia de pedir excelencia sin recursos: "el pez que se muerde la cola". No hay éxito para una revista científica si no hay una buena indexación, pero si no hay una buena indexación no hay envíos de artículos. La indexación llega con la tenacidad. Larga salud, vida e ilusión a las personas que hacen posible, con su constancia, la edición de revistas científicas diamante.

REFERENCIAS

International Journal of graphic design · grafica https://revistes.uab.cat/grafica/index

Open Journal Systems (OJS) https://pkp.sfu.ca/software/ojs

Plausible Analytics https://plausible.io

Questiones Publicitarias https://questionespublicitarias.es/about

Tena Parera, D. (2024). Del reconocimiento a la reputación de las revistas científicas. *grafica, 23*, 5-10. https://doi.org/10.5565/rev/grafica.352

4. Culturas. Revista de Gestión Cultural

Vicent Giménez Chornet
Universitat Politècnica de València

LA GESTIÓN CULTURAL

La gestión cultural puede parecer una disciplina joven, surgida a mediados del siglo XX, cuando empiezan a constituirse ministerios culturales en diferentes países (Román García, 2011), pero en realidad, a lo largo de la historia siempre ha habido personas responsables de programar actos culturales, así como profesionales y empresarios implicados en las industrias culturales y creativas. Recordemos que los griegos ya disponían de una gran actividad teatral (Arnott, 1959), como se constata por la literatura que ha llegado a nuestros días o por los vestigios arquitectónicos de teatros y circos. Siempre, en todas las culturas, ha habido responsables de gestionar eventos culturales que "entretengan" a la comunidad. Sin embargo, en cuanto a políticas públicas donde se incorpore el concepto de gestor cultural no las encontramos efectivamente hasta la segunda mitad del siglo XX (Martinell Sempere, 2001). Bernárdez López (2003) define la gestión cultural "como la administración de los recursos de una organización cultural con el objetivo de ofrecer un producto o servicio que llegue al mayor número de público o consumidores, procurándoles la máxima satisfacción". En el desarrollo de este colectivo contribuyó la proliferación en las administraciones públicas de unos servicios y equipamientos culturales que necesitaban de profesionales de la gestión en el ámbito cultural (Cabañés Martínez, 2017), y en algunos ámbitos, como en los museos, que alcanzasen unas competencias profesionales específicas para desempeñar de forma eficiente su labor, tales como el pensamiento crítico, la gestión del tiempo, la resolución de problemas, el uso de las TIC, el trabajo en equipo, la gestión de proyectos, la innovación, la interculturalidad, etc., (Arguello Arciniegas, 2015).

El futuro del profesional en la gestión cultural necesita, además de unos conocimientos teórico-prácticos, sostener intereses y objetivos políticos que permitan la elaboración de unas políticas culturales que produzcan un cambio en la sociedad que deseamos (Vich, 2014). La gestión cultural está vinculada a una gran diversidad de acciones, tan amplia como abarca el significado de cultura, partiendo de la creatividad intelectual y artística, básica para la generación de obras materiales e inmateriales. A la cultura se la identifica, a menudo, como un sector específico de las artes que está influenciado tanto por la política como por la gestión de profesionales (generalmente ubicados en las administraciones públicas y privadas), que requiere de la toma de decisiones gerenciales inteligentes y modernas. El concepto de gestión cultural nace vinculado a la gestión general en el sector cultural o a la gestión de las artes (básicamente entendida como la gestión de instituciones y/o organizaciones culturales, utilizando prácticamente todas las funciones de gestión: planificación, organización, implementación, supervisión), pero también es importante atender el entorno interno de la organización cultural, identificando cómo funciona en el complejo sistema social dado, lo que puede determinar diferentes formas de desarrollo de acuerdo con los objetivos de la política internacional, nacional o local, debiéndose tomar decisiones estratégicas (Pauliukevičiūtė, 2018).

La gestión cultural también abarca la gestión del patrimonio cultural, tanto el físico como el inmaterial. En estos casos, la formación recibida por el profesional puede partir de otras áreas del conocimiento indistintas al de la gestión cultural. El patrimonio cultural ha sufrido daños a lo largo de la historia y necesita de profesionales en el área de la restauración y conservación que atiendan a un tipo de daños, el causado por grandes desastres (Yoshikoshi, 2011), especialmente cuando afecta a bibliotecas y a archivos, que los pueden sufrir tanto por desastres naturales como por averías en las instalaciones de mantenimiento de las infraestructuras que albergan colecciones en papel (Vergara, 2002). En el informe relativo a la Evaluación de Ecosistemas del Milenio, de las Naciones Unidas, se señalan factores que inciden en nuestro entorno, como la desertificación o, en el caso contrario, las inundaciones provocadas en los cursos inferiores de los ríos, que pueden causar desastres en nuestro patrimonio cultural y también afectar tanto a la resiliencia de los servicios naturales como a valores espirituales o culturales (Naciones Unidas, 2005, 2006). La carga creciente que los ecosistemas degradados están imponiendo al bienestar humano y al desarrollo económico requiere de una mejor gestión para alcanzar los objetivos de erradicación de la pobreza y desarrollo sostenible. En estos ecosistemas también hay que atender a los servicios culturales y de esparcimiento, que cubren una variedad extensa de servicios como los recreativos, estéticos y espirituales (Hassan, et al., 2005). Actualmente tenemos un enfoque en materia de protección de los monumentos y del patrimonio cultural diferente a las prácticas que se llevaban a cabo en siglos pasados, determinado por un enfoque interdisciplinario de la cultura y su importancia en el proceso de desarrollo sostenible, además, el progreso tecnológico ha permitido cambiar la forma de crear y transmitir información, así como la obtención de documentación, como por ejemplo, para realizar trabajos con métodos avanzados de alta tecnología que permiten un examen no invasivo de los monumentos (Tobiasz, 2019).

Las salidas profesionales del gestor cultural son muy amplias. Una de las que están más en la mente de los estudiantes cuando hacen algún curso académico es la relacionada con los museos. Para el Consejo Internacional de Museos, los museos pueden ser públicos o también privados, pero estos sin fines de lucro. En Europa disponemos de museos con un carácter híbrido en cuanto a la financiación, ligados a las políticas culturales del país (Rius-Ulldemolins, 2015). La salida profesional del museólogo no es solo en los grandes museos nacionales o departamentales, también lo es en los museos locales. Puede ocurrir que algunos municipios transformen espacios desatendidos en museos culturales locales, siendo un reto para la corporación local cuadrar sus cuentas manteniendo un equilibrio entre los gastos que demandan los recursos urbanos y rurales. Los centros culturales locales incluyen distintas dependencias para dar servicio a la política cultural municipal, contemplando, entre otras, las salas de exposiciones del museo y también bibliotecas, salas de espectáculos, auditorios, teatros, etc., que se organizan para potenciar en la comunidad temas como el arte, las humanidades, la vida, la creatividad y el aprendizaje. La conservación e interpretación del patrimonio cultural es uno de los retos de nuestra sociedad actual. La Carta de Burra, creada en 1979 en la histórica ciudad minera de Burra (Australia), actualizada en 2013, señala que la conservación se refiere a todos los procesos de cuidado de un lugar para que guarde su significado cultural. Esta Carta ha adquirido más importancia en el contexto de los países democráticos que defienden una visión orientada a los procesos de planificación y gestión del patrimonio, en un entorno de desarrollo social en el que se suman y reconocen cada vez más grupos sociales, culturales, étnicos y religiosos (Lindblad, 2023).

Culturas. Revista de gestión cultural

La revista nace en 2014, ante la necesidad de disponer de un espacio científico para publicar artículos de resultados de investigación en el ámbito de la gestión cultural que abarca una multitud de perspectivas, tan amplias como lo es la propia cultura, como elemento de transmisión de una emoción. La iniciativa parte de la codirección del máster interuniversitario en gestión cultural que se imparte entre las dos universidades públicas de Valencia: la Universitat Politècnica de València y la Universitat de València. Surge con el convencimiento de que "investigar en las prácticas de gestión de los bienes culturales y creativos contribuye a aumentar el conocimiento que será de utilidad para los gestores culturales, las administraciones públicas, las entidades y empresas privadas, los consultores, y en general para todo el personal vinculado a una industria que apuesta cada vez más por un proceso de desarrollo sostenible" (Culturas, 2014).

ENFOQUE Y ALCANCE

La revista tiene como objetivo difundir las investigaciones que analizan las prácticas de la gestión de la cultura y su creatividad. El término gestión engloba el enfoque general que deben presentar los artículos que se publican en la revista. Reconocemos que hay una gran amplitud de criterios, más con la aparición de industrias de alta tecnología activas en plena Cuarta Revolución Industrial que está revolucionando el disfrute de la cultura. En la gestión hay una multiplicidad de cuestiones que afectan a distintas partes implicadas en la gestión, unas relacionadas con la protección, defensa y divulgación del patrimonio cultural, entre ellas las administraciones públicas, las entidades privadas, las asociaciones sin ánimo de lucro, las ONG, etc.; otras implicadas en el marco jurídico que protege tanto el patrimonio cultural como la defensa del derecho a la cultura; otras como responsables de planes directores; otras desde la óptica del valor histórico y sociocultural de la herencia cultural; otras desde la perspectiva lúdica de una programación de eventos en beneficio de la comunidad; otras en la elaboración de programas de software para experiencias inmersivas; otras enfocadas desde la financiación y viabilidad económica de los proyectos culturales; otras centradas en el patrimonio intangible; otras inciden en la comunicación del patrimonio cultural y natural; en definitiva, hay un interés científico con todo sistema de gestión que pretenda preservar el valor del patrimonio cultural.

CALIDAD FORMAL

El primer requisito que debe cumplir el manuscrito que se envía a la revista es el cumplimiento de unos criterios formales que garanticen no solo el formato o tamaño de letra (esto ayuda a la posterior maquetación), sino también que proporcionen un resumen que facilite en los repositorios localizarlos en los resultados de búsqueda, ya que en el citado resumen se deben contemplar vocablos que identifican su contenido; para ello, igualmente, el autor está obligado a sugerir unas palabras clave que reflejen concisamente el asunto tratado en su investigación. Otro de los aspectos imprescindible es cumplir con los criterios de citas (estas permiten la identificación y localización de los recursos de información) y referencias bibliográficas según la norma ISO 690. Hay diversos motivos que justifican la adopción de esta norma: uno, que es una norma ISO, surgida de un consenso internacional desde la perspectiva de muchos países que parten de diferentes ámbitos culturales y escriturarios, que plantearon aspectos concretos para su redacción con la finalidad de que fuera asumible desde sus identidades; otra, aunque la ISO no aborda las directrices para las citas legales, como las referencias a casos, estatutos o tratados, en las que cada país puede elaborar criterios específicos, como el *Bluebook*, recomendado por la norma APA, usado en EE.UU., sí que es útil para la descripción de boletines, bajo las reglas de publicaciones periódicas, como podría ser el *Boletín Oficial de Estado*, constituyendo ello un criterio homogéneo, frente a la gran diversidad de propuestas señaladas por la norma APA (al ser una norma propia de EE.UU., la leyes no se encabezan por el país o ámbito jurisdiccional, sino por la propia ley), algo que dificulta la identificación del país emisor de la ley en un ámbito como el español, como miembro de la Unión Europea, donde disponemos de diversos ámbitos jurisdiccionales y necesitamos saber cada ley de qué país es.

CALIDAD CIENTÍFICA

Para garantizar la calidad científica de los artículos, todos son sometidos a una rigurosa revisión por pares, basada en el cribado inicial del editor y un arbitraje anónimo por pares expertos independientes, con un sistema de doble ciego, y procesados por una aplicación antiplagio, que garantice un bajo porcentaje de similitud a otros textos.

Una vez recibido el artículo, el editor responsable supervisa que este tiene calidad científica y formal. Si el editor, a consulta del Comité Editorial, resuelve que no tiene calidad científica o el tema no es acorde a la línea de la revista, es rechazado, indicando al autor los motivos por lo que se considera que no continue el proceso editorial. Si el artículo es aceptado en esta primera instancia, el editor lo envía para su evaluación a dos expertos. La revista, como ejercicio de trasparencia, ha decidido publicar el listado de expertos que han evaluado desde 2020. Algunos expertos no constan por haber rechazado la evaluación por diferentes motivos, como no dominar el tema o estar ocupados y no cumplir con el límite de tiempo requerido para la evaluación. El equipo de expertos es diverso en género y en nacionalidades, predominantemente colaboran profesores de España, México, Colombia, Argentina, República Dominicana, Cuba, Venezuela o Chile.

Para evaluar si la investigación puede tener algún resultado sesgado por un conflicto de intereses, los autores deben declarar si han recibido apoyo financiero para llevar a cabo su investigación, indicando el nombre de la entidad financiadora, el número de identificación de la financiación y la descripción del papel que ha jugado la entidad financiadora en la investigación (participación en alguna fase de la investigación, análisis, escritura o revisión). Los lectores tienen derecho a saber quién ha financiado un proyecto de investigación o la publicación de un documento.

TEMAS TRATADOS

Los temas tratados derivan de los intereses de los investigadores que nos envían sus manuscritos. La revista no ha propuesto temas concretos hasta el momento, es una opción abierta para un futuro. Entre los temas de interés consta el relacionado con el patrimonio inmaterial en general, y el de la fiesta de las Fallas en particular; el de la música, tanto el de las bandas de música, que es tan relevante en el País Valenciano, como el de la música pop o la música callejera; los estudios de públicos o audiencias, como modelos de análisis o como resultados de investigación en el ámbito teatral; modelos de gestión cultural, tanto en EE.UU. como en Italia; los museos y las nuevas metodologías expositivas con la incorporación de las TIC; la incorporación de las TIC en distintas industrias culturales; el perfil profesional y sus competencias transversales; la comunicación cultural (prensa, web, etc.); la danza, desde la vertiente folclórica identitaria hasta bailes concretos, como el tango; la gestión de derechos de autor; las políticas culturales o la diplomacia cultural.

IMPACTO

Tanto Google Analytics como las aplicaciones incorporadas en el software de la revista (OJS), en sus distintas versiones y migraciones, nos han podido cuantificar algunos aspectos del impacto de la revista. La revista tuvo un periodo de gran impacto entre 2019 y 2021, que no nos atrevemos a justificar por unas causas concretas. Simplemente, coincidió con el periodo de la pandemia, pero consideramos que es más una correlación que una causalidad. Este pico de consultas distorsiona la evolución normal mensual que está alrededor de las 4.000 visualizaciones de los resúmenes.

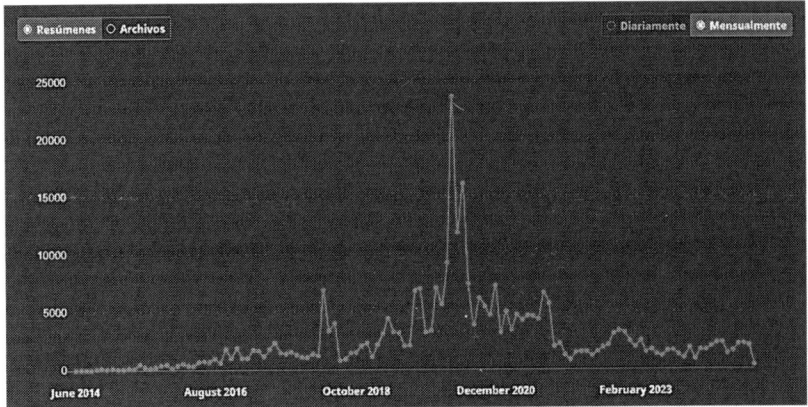

Gráfico 1. Evolución de las consultas de los resúmenes. Fuente: OJS de la revista.

Los resultados de los artículos más consultados, que suman los formatos PDF y HTML, nos permiten realizar algunas consideraciones, no solo sobre los temas que han resultado de interés sino sobre dichos formatos.

Los temas son diversos, evidenciando un interés desigual por los muchos temas que se pueden analizar en el ámbito de las industrias culturales y creativas. Predominan, en cuanto a impacto, algunas reflexiones sobre la cultura, la diplomacia cultural, la cultura inmaterial o el marco jurídico.

Título	Q Buscar por título, autor y ID	Consultas del resumen	Visualizaciones de archivo	PDF	HTML	Otro	Total ▼
Llopis Goig La cultura en la época del capitalismo cultural. Tendencias y controversias		74425	8840	8840	0	0	83265
Menéndez Reyes Diplomacia cultural: aproximación al concepto, y apuntes sobre el modelo de diplomacia cultural en España		4780	37822	2767	34730	325	42602
Bortolotto La problemática del patrimonio cultural inmaterial		16772	21123	21123	0	0	37895
Martínez Gil Análisis de normativas para artistas callejeros el caso de los buskers.		4174	32080	32080	0	0	36254
Palacios González Desarrollo cultural local y desarrollo cultural comunitario. Deslinde conceptual para una gestión participativa		17301	8224	8224	0	0	25525
González Rueda El legado literario de autor: definición y elementos		15694	9569	9569	0	0	25263
Niglio El tiempo de la contemporaneidad		3547	18946	2021	16710	215	22493
Figueroa M. El proyecto cultural: hacia una revisión del concepto en la perspectiva de un marco referencial		8911	9635	9635	0	0	18546
Collado Belda Fallas de Valencia: un producto cultural multidisciplinar		3267	15040	3140	11617	283	18307
García Torres Propuesta de un modelo de comunicación para proyectos culturales a través de gabinetes de prensa		4188	8667	8667	0	0	12855
Pacheco Salgado Análisis de las políticas públicas culturales en comunidades indígenas de la Sierra Nevada de Santa Marta		2801	9703		4368	5131	204	12504
Leonardi et al. Gestión estratégica y nueva museología. Propuestas para dinamizar la actividad museística en la localidad de Bahía Blanca, Argentina		4757	7576	1859	5414	303	12333
Ciro Calderón et al. Pervivir desde la identidad cultural. Una propuesta de empoderamiento diferencial desde el papel de las mujeres indígenas Nasa en contexto de ciudad		2220	9318	1146	7855	317	11538
Algán et al. Investigación de mercado en cultura: una herramienta clave para la gestión de las artes		3780	7341	1681	5413	247	11121
Ili Raimilla Instrumentos de la educación artística para la transmisión del conocimiento científico y apropiación de la identidad: caso Monte Verde, Chile.		1888	8844	3216	5243	385	10732
Cabañés Martínez La profesión de gestor cultural. Apuntes sobre la situación actual		4226	6073	6073	0	0	10299
Salinas-Arango et al. Relevancia y desarrollo de la Gestión Cultural en Iberoamérica. Formación, publicaciones y pertinencia		5649	4532	2293	1933	306	10181
Ramón Fernández Los Bultos del bautizo de Sant Vicent Ferrer: una aproximación en el Año Vicentino		2031	8092	1034	6848	210	10123

Gráfico 2. Artículos más consultados y formatos. Fuente: OJS de la revista.

Lo más sorprendente de los formatos es que a partir de la adopción del formato HTML (en los primeros años de la revista solo se utilizaba el formato PDF) el impacto de los artículos es altísimo. Aunque en el *ranking* de los artículos visualizados constan algunos que solo han sido editados en PDF (como el de R. Llopis Goig sobre "La cultura en la época del capitalismo cultural. Tendencias y controversias", o el de A. Martínez Gil sobre "Análisis de normativas para artistas callejeros el caso de los buskers"), ha sido con la incorporación de la edición en HTML cuando la visualización es generalmente muy superior a la del PDF. Las causas pueden ser diversas, como la facilidad de lectura, la ausencia de descarga que ocupa memoria en el dispositivo del usuario, etc., pero, consideramos también la opción de que dispone el lector extranjero de leer el artículo incorporando la traducción automática del navegador. Por todo ello, consideramos muy relevante la edición de los artículos en HTML.

Durante un corto periodo de tiempo editamos también en EPUB (consta en la tabla como 'otro'), pero su impacto y consulta fueron bastante menores, por lo que abandonamos el esfuerzo de editar en dicho formato.

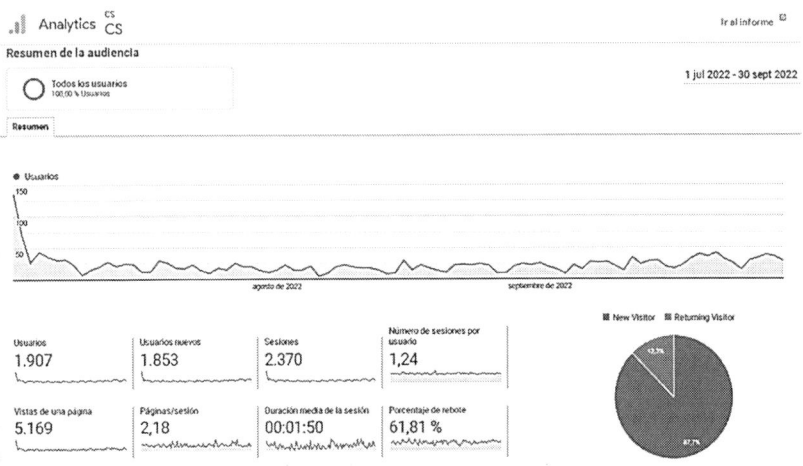

Gráfico 3. Usuarios de la revista. Fuente: Google Analytics.

País	Usuarios	% Usuarios
1. México	419	21,95 %
2. Spain	362	18,96 %
3. Colombia	246	12,89 %
4. Argentina	165	8,64 %
5. Peru	152	7,96 %
6. Ecuador	132	6,91 %
7. Chile	87	4,56 %
8. Venezuela	42	2,20 %
9. United States	34	1,78 %
10. Costa Rica	27	1,41 %

Gráfico 4. Usuarios de la revista. Fuente: Google Analytics.

Aunque la fuente es muy fragmentada, solo son los usuarios en un trimestre (de julio 2022 a septiembre 2022), nos permite sostener dos conclusiones: los nuevos usuarios son una cifra importante que permite el incremento de las consultas y los países que más nos consultan son de habla hispana, estando en la primera posición México.

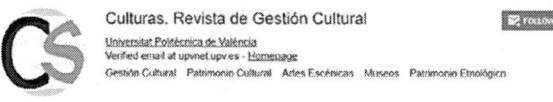

Culturas. Revista de Gestión Cultural

Universitat Politècnica de València
Verified email at upvnet.upv.es - Homepage

Gestión Cultural   Patrimonio Cultural   Artes Escénicas   Museos   Patrimonio Etnológico

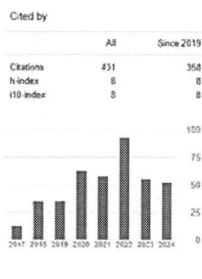

Cited by

	All	Since 2019
Citations	431	358
h-index	8	8
i10-index	8	8

TITLE	CITED BY	YEAR
La problemática del patrimonio cultural inmaterial C Bortolotto Culturas. Revista de gestión cultural 1 (1), 1-22	122	2014
Reactivación participativa del espacio público. Estudios de caso en Valencia y Madrid B Ruiz Gallego Culturas. Revista de Gestión Cultural 4 (1), 93-116	26	2017
Desarrollo cultural local y desarrollo cultural comunitario D Palacios Culturas. Revista de gestión cultural 4 (1), 1-14	24	2017
Diplomacia cultural: aproximación al concepto, y apuntes sobre el modelo de diplomacia cultural en España MEM Reyes Culturas. Revista de Gestión Cultural 5 (2), 29-48	14	2018
Comunicación y cultura en la era digital: la estrategia de los escenarios españoles LT Carrión Culturas. Revista de gestión cultural 5 (2), 49-67	12	2018
La profesión de gestor cultural. Apuntes sobre la situación actual FC Martínez Culturas. Revista de Gestión Cultural 4 (1), 32-43	12	2017
La cultura en la época del capitalismo cultural. Tendencias y controversias RL Golg Culturas. Revista de gestión cultural 1 (1), 46-60	12	2014
ANÁLISIS DE LAS POLÍTICAS PÚBLICAS CULTURALES DE LAS COMUNIDADES INDÍGENAS DE LA SIERRA NEVADA DE SANTA MARTA, COLOMBIA FR Pacheco Salgado Universitat Politècnica de València	11	2015

Gráfico 5. Citas (diciembre 2024). Fuente: Google Scholar.

En el *ranking* de los artículos más citados constan algunos de los más consultados, pero no hay un paralelismo. Hay artículos que han obtenido un mayor número de citas, aunque no son de los más descargados. El año que más citas obtuvo la revista fue el 2022, que coincide con el periodo inmediatamente posterior al de más visualizaciones de la revista (entre 2019 y 2021).

INDEXACIÓN

La revista está recopilada en diversas plataformas que permiten su difusión a nivel mundial, aunque cada una de ellas desde distintos intereses. Valoramos especialmente que esté presente en DOAJ (*Directory of Open Access Journals*), el mayor repositorio de revistas de acceso gratuito que permite que cualquier usuario de mundo pueda obtener en los resultados de búsqueda artículos de nuestra revista. DOAJ se define como un directorio en línea gratuito que contiene listas de revistas de acceso abierto revisadas por pares.

El repositorio DIALNET también indiza la revista, lo que permite, además de aparecer en los resultados de búsqueda por temas, registrar en el perfil de los autores los artículos que hayan publicado en la revista. Otro repositorio, a nivel internacional, que ha incorporado a nuestra revista es *Sociology Source Ultimate* (EBSCO), permitiendo una difusión en el ámbito de la sociología. A nivel europeo estamos registrados en el repositorio de humanidades y ciencias sociales ERIH PLUS, que proporciona búsquedas de artículos por diferentes disciplinas en más de 10.000 revistas.

NECESIDADES

Algunas necesidades están cubiertas con la infraestructura que ofrece la editorial de la Universitat Politècnica de València, como el sitio web, el software y su actualización, el apoyo del personal para subir los artículos a la revista o resolver consultas sobre la plataforma OJS, y también el pago e incorporación del DOI. Todo ello permite la edición en abierto de la revista. Pero otras necesidades de diversa índole han ido surgiendo a lo largo de estos años. En ningún caso los colaboradores de la revista, desde el editor, el comité científico, hasta los evaluadores, perciben ingresos económicos por su labor, que es completamente desinteresada.

Una de las necesidades es contar con más evaluadores, para no recurrir frecuentemente a los que más predisposición tienen. Algunos declinan la evaluación por diversos motivos: estar ocupados en ese momento o no dominar el tema, como los más frecuentes. Otros evaluadores no responden, se les envía un recordatorio y tampoco responden, de forma que hay que buscar un nuevo evaluador, y durante ese periodo van transcurriendo los días sin una respuesta para avanzar en la edición. En el ámbito de la gestión cultural, como hemos constatado, la temática es muy diversa, y no hay grados o licenciaturas en gestión cultural para poder encontrar especialistas, siempre hay que buscar evaluadores que conozcan el tema y dominen la metodología científica de investigación, por ello la mayor parte de los evaluadores son profesores universitarios. Otra de las necesidades es contar con maquetadores. La editorial no nos proporciona maquetadores. La función del maquetador es diseñar la edición en PDF, según los criterios establecidos en la revista (interlineado, tipo de letra, espaciados, etc.), y también hacer la edición en HTML. Actualmente, el director de la revista también realiza las labores de maquetación, lo que supone una inversión destacada en horas de trabajo desinteresado.

La revista recibe artículos, pero no con el volumen que nos gustaría. Necesitamos incrementar la recepción de artículos. Al no estar incluida en las bases de datos Web of Science (WoS) y Scopus, detectamos que nos llegan artículos que posiblemente han sido rechazados en revistas que están en esos repositorios, lo que nos ocasiona una tasa de rechazo notoria por la baja calidad científica. El sello de la FECYT prima que una revista obtenga citas en las bases de datos SCIE, SSCI, A&HCI, SCOPUS, ESCI y SciELO, pero si no estás en ellas, es difícil que obtengas citas, ya que quienes realizan búsquedas en estas bases no te encuentran. Entramos en un círculo vicioso, necesitas citas de estas bases de datos para entrar, pero no entras porque no te pueden localizar para obtener citas. La FECYT no prima evaluar la calidad de los artículos sino su impacto, que es diferente. En consecuencia, una de las necesidades es incrementar las citas de forma natural, porque los investigadores te localizan en bases de datos por el tema tratado en el artículo y el interés que este pueda tener. Hay una práctica antinatural, afortunadamente no extendida, que obliga al autor de un artículo a citar un número de artículos de la propia revista para poder publicar.

CONCLUSIÓN

Culturas. Revista de gestión cultural (https://polipapers.upv.es/index.php/cs/) nace ante la necesidad de disponer de una publicación científica de calidad para difundir las investigaciones en el ámbito de la gestión cultural. La gestión cultural comprende una gran diversidad de las industrias culturales y creativas, por ello la temática de sus artículos es muy diversa, pero predominando el enfoque de la gestión, del tratamiento de los productos culturales o de las políticas culturales. Es una revista de libre acceso, respaldada por la editorial de la Universitat Politècnica de València, pero con un trabajo desinteresado de sus colaboradores.

Hay necesidades específicas en esta categoría de revistas, que se suelen centrar en disponer de más personal para procesos de maquetación o de financiación, para poder pagar a los evaluadores y poder incrementar su número atrayéndolos con una pequeña retribución. El trabajo de evaluador no es sencillo, hace falta dominar la metodología de investigación y el tema tratado. Hay un cierto rechazo a evaluar gratuitamente, ya que a los profesores no se les reconoce de ninguna forma, ni con los criterios de la CNEAI en la evaluación de los sexenios de investigación, ni en general en los criterios de las propias universidades. Uno de los retos próximos de la revista es incrementar las citas de sus artículos en unas bases de datos en las que no está contemplada. Solo va a depender de que los autores localicen los artículos de la revista fuera de esas bases de datos. Con el incremento de las citas se podrá entrar en dichas bases de datos, ya que el resto de los criterios formales y científicos se cumplen.

REFERENCIAS

Arguello Arciniegas, Z. M. (2015). Análisis de competencias transversales en entidades museísticas. Propuesta de una herramienta para evaluar competencias transversales en gestores museísticos. *Culturas. Revista de Gestión Cultural*, 2(2), 69-94. https://doi.org/10.4995/cs.2015.4217

Arnott, Peter D. (1959). *An Introduction to the Greek Theatre*. Macmillan Press.

Bernárdez López, J. (2003, abril). La profesión de la gestión cultural: definiciones y retos. *Portal Iberoamericano de Gestión Cultural*. Recuperado de: http://www.gestioncultural.org/ficheros/BGC_AsocGC_JBernardez.pdf

Cabañés Martínez, F. (2017). La profesión de gestor cultural. Apuntes sobre la situación actual. *Culturas. Revista de Gestión Cultural*, 4(1), 32-43. https://doi.org/10.4995/cs.2017.7474

Culturas. Revista de Gestión Cultural (2014). Giménez-Chornet, V. (Ed.). https://polipapers.upv.es/index.php/cs

Hassan, R., R. Scholes, N. Ash. (2005). *Ecosystems and Human Well-being: Current State and Trends.* Millennium Ecosystem Assessment, v. 1.

Lindblad, H. (2023). En Niglio, O. and E. Y. J. Lee (eds.). *Transcultural Diplomacy and International Law in Heritage Conservation. A Dialogue between Ethics, Law, and Culture.* Springer, 63-79. https://doi.org/10.1007/978-981-16-0309-9

Martinell Sempere, A. (2001). *La gestión cultural: singularidad profesional y perspectivas de futuro.* Cátedra Unesco de Políticas Culturales y Cooperación.

Naciones Unidas (2005). *Evaluación de Ecosistemas del Milenio.* https://digitallibrary.un.org/record/575900/files/ICCD_COP%287%29_CST_9-ES.pdf?ln=es

Naciones Unidas (2006). *Findings of the Millennium Ecosystem Assessment.* https://digitallibrary.un.org/record/565839/files/UNEP_GCSS-IX_INF_8-EN.pdf?ln=es

Pauliukevičiutė, A., y Jucevičius, R. (2018). Six smartness dimensions in cultural management: social/cultural environment perspective. *Business, Management and Economics Engineering, 16,* 108-120. https://doi.org/10.3846/bme.2018.2144

Rius-Ulldemolins, J. (2015). The rise of the hybrid model of art museums and cultural institutions. The case of Barcelona. *Museum Management and Curatorship, 31*(2), 178-192. https://doi.org/10.1080/09647775.2015.1107853

Román García, L. E. (2011). Una revisión teórica sobre la gestión cultural. *Revista Digital de Gestión Cultural, 1.* https://observatoriocultural.udgvirtual.udg.mx/repositorio/handle/123456789/916

Tobiasz, A., Markiewicz, J., Łapiński, S., Nikel, J., Kot, P., & Muradov, M. (2019). Review of Methods for Documentation, Management, and Sustainability of Cultural Heritage. Case Study: Museum of King Jan III's Palace at Wilanów. *Sustainability, 11*(24), 7046. https://doi.org/10.3390/su11247046

Vergara, J. (2002). *Prevención y planificación para salvamento en caso de desastre en archivos y bibliotecas.* València: Biblioteca Valenciana.

Vich, V. (2014). *Desculturizar la cultura: La gestión cultural como forma de acción política.* Siglo Veintiuno.

Yoshikoshi, A. (2011). Cultural Heritage Disaster Management Research in the Human Sciences. *Journal of Disaster Research, 6*(1), 11-17. https://doi.org/10.20965/jdr.2011.p0011

5. *Observar* la edición científica académica de la educación en las artes

Pablo Lekue

Universidad del País Vasco UPV/EHU

INTRODUCCIÓN

El martes 29 de octubre se vació el cielo sobre el levante peninsular, desbordando ríos, ahogando una parte de València, llevándo todo por delante y dejando un manto de barro y lodo detrás. Entre la incertidumbre y el pasmo por el desastre arrancaron las "Jornadas Revistas de Arte y Educación" el día 7 de noviembre, a partir de una invitación de Ricard Huerta que habíamos recibido un año antes desde la Universitat de València (UV). Directores, editores y responsables de revistas científicas vinculadas a instituciones educativas y culturales hemos debatido durante dos días sobre la gestión de unos proyectos editoriales que tienen la educación en las diversas expresiones culturales y artísticas (gestión cultural, comunicación visual, diseño, artes visuales, música, cine) como denominador común. Han sido unas jornadas emocionantes por lo reciente de la tragedia, intensas por la gran variedad de participantes significados, y estimulantes por el intercambio fructífero y colaborativo de experiencias y de propuestas. Las líneas que siguen recogen unas reflexiones sobre el presente y el futuro de las revistas científicas académicas ocupadas de las artes desde el punto de vista de "*Observar.* Revista Electrónica de Educación en las Artes" (en adelante *Observar*).

LA EDICIÓN CIENTÍFICA ACADÉMICA

El orden mundial neoliberal instaurado en los 70 del siglo pasado se ha extendido a todas las esferas de la vida, incluyendo la educación superior (Giroux, 2024). Según este modelo político y económico, todo el personal universitario, profesorado, alumnado, personas investigadoras, así como toda actividad ligada a la universidad, es decir, docencia, investigación y gestión, todo, tiene un valor económico (Ahoketo y Suoranta, 2024), por lo que las universidades se hallan inmersas en una vorágine de productividad, entendida como un cada vez mayor número de artículos publicados, bien que es una realidad reconocida que, a pesar de que cada vez se publica más, cada vez se lee menos (Burbules, 2020). En este contexto de hiperproducción científica, el papel de los editores de revistas científicas académicas es percibido por ellos mismos de forma dual, como guardianes de los estándares en el área de conocimiento por un lado, y como desarrolladores académicos que apoyan y animan a nuevos autores por el otro, moviéndose entre esos dos polos a menudo contradictorios (Acker, Rekola y Wisker, 2021).

OBSERVAR Y LA EDUCACIÓN EN LAS ARTES

Observar (2024) se define en su página web como "una revista electrónica de acceso abierto promovida por el Centro de Investigación sobre Cultura y Sostenibilidad (CRECS) con la finalidad de publicar artículos de investigación originales sobre arte, cualesquiera que sean sus enfoques metodológicos, y sobre la didáctica aplicada a todas las etapas educativas". *Observar* lleva realizado un recorrido de 17 años y hemos aprovechado la celebración de las jornadas y la edición de este libro para recapitular sobre el itinerario, los logros y los aspectos de mejora de este proyecto editorial.

EL ITINERARIO DE *OBSERVAR* (2007-2024)

Se han establecido tres períodos en la evolución de la revista, desde 2007, desde 2017 y, finalmente, desde 2021 hasta el presente, donde veremos en perspectiva las distintas afiliaciones institucionales, los alojamientos web y el soporte técnico para la gestión de los artículos recibidos.

Observar desde el 2007

Observar surge asociada al departamento de Geografía e Historia de la Universitat de Barcelona y, en ese primer periodo, estuvo alojada en un servidor externo, una manera de mantener una línea editorial independiente de los servidores institucionales. La gestión editorial para el intercambio entre editores, autores y revisores, se realizaba desde 2007 mediante correo electrónico.

Observar desde el 2017

En 2017, la revista se adscribe al área de la Expresión Plástica, departamento de Didáctica de la Expresión Musical, Plástica y Corporal de la Facultad de Educación y Deporte, Universidad del País Vasco (UPV/EHU) y se mantiene el alojamiento en un servidor externo a la universidad. A partir de este año 2017, la gestión editorial pasa a realizarse a través de la plataforma Open Journal System (OJS). Sin embargo, dos años después, en 2019, la versión 3.1 de OJS se mostró incompatible con el servidor y hubo que buscar alternativas de alojamiento que dieran estabilidad al proyecto.

Observar desde el 2021

Los problemas de incompatibilidad de la versión de OJS con el servidor externo a la revista, junto a la necesidad de lograr un alojamiento permanente y estable de trabajos en la nube (DOI), nos llevó a plantear la migración de *Observar* a un servidor institucional. La Universidad del País Vasco (UPV/EHU) fue la primera opción de realojo pero, ante las limitaciones planteadas desde el Servicio Editorial de dicha universidad en cuanto a DOIs y soporte técnico, en 2021 realizamos la solicitud de inclusión de *Observar* en la RCUB (Revistes Científiques de la Universitat de Barcelona), un proceso laborioso que se dilató por motivos burocráticos durante dos años, tras los cuales, este año 2024, la revista ha sido aceptada en la RCUB y aparece vinculada a la UB, lo que ha supuesto varios cambios en la revista. En primer lugar, los trabajos publicados cuentan con su DOI. Además, la gestión editorial se realiza mediante la versión 3.3 de OJS, más estable que las anteriores. El Centro de Investigación sobre Cultura y Sostenibilidad (CRECS) aparece como entidad editora delegada, figurando dos directores de la revista, uno de ellos miembro de la UB, por imperativo de esa universidad. Los menús de la página de inicio se han ampliado con objeto de hacer lo más transparente posible el proceso editorial y, en este sentido, se ha incluido "responsabilidades de autoría", "ética de publicación", "proceso de revisión por pares" y "declaración de privacidad", a añadir a "sobre la revista", "equipo editorial", "envíos" y "contacto". También se ha diseñado un nuevo anagrama para la revista.

EL PROCESO DE INDIZACIÓN DE *OBSERVAR*

Junto a la indización en las habituales bases de datos que figuran en la web de la revista, se realizó un esfuerzo especial en la solicitud a Clarivate de inclusión en ESCI (Emerging Source Citation Index), solicitud que se realizó en 2018. Clarivate (2024) plantea un protocolo de adscripción en cuatro fases: inicial, editorial, evaluación y criterios de impacto. La primera fase inicial exige aspectos básicos de información sobre la revista (ISSN, título y entidad editora, URL, acceso a contenido, política de revisión por pares y dirección de contacto). La segunda fase editorial evalúa el contenido académico, títulos y resúmenes de trabajos en inglés, referencias según estilo, frecuencia de publicación, ética de publicación, formato de la revista, afiliación de la revista y afiliación de autores. En la tercera fase, denominada evaluación, se valoran la variabilidad en la composición del comité editorial, la validez de la declaración sobre política editorial, la revisión por pares ciegos, la relevancia del contenido, los detalles sobre soporte económico y la distribución de las autorías. Finalmente, en la cuarta y última fase, denominada criterios de impacto, se evalúan el número de citas de los trabajos, de las personas autoras y del comité editorial, así como la relevancia del contenido. La solicitud de inclusión de *Observar* en el ESCI concluyó felizmente ese mismo año 2018 tras un proceso relativamente rápido.

LAS AUTORÍAS DE LA REVISTA, LOS PROYECTOS DE INVESTIGACIÓN Y LAS DESCARGAS

En este apartado se incorpora información considerada reveladora de la repercusión de *Observar* en su entorno, para lo que se han extraído de la plataforma OJS, en primer lugar, datos sobre las autorías de los artículos publicados, en segundo lugar, sobre los proyectos de investigación subvencionados asociados a artículos publicados y, finalmente, se ha obtenido el número de descargas de artículos y su localización geográfica.

Los datos relativos al orígen por países de las autorías se muestran en la figura 1 que sigue a estas líneas.

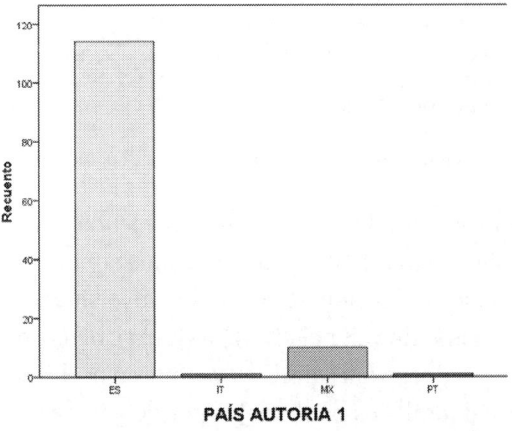

Figura 1. Principales países según primera autoría. Fuente: original del autor

La figura 1 muestra la frecuencia de la localización geográfica por países, únicamente de la primera autoría de los artículos publicados y se observa que España (89,5 %) es el país que más autorías aporta, mientras que Italia y Portugal, 1 % cada uno, ofrecen representaciones simbólicas. Fuera de Europa, México (8,8 %) es el país más representado en las primeras autorías de *Observar*. Se procede a continuación a establecer las afiliaciones institucionales de las autorías de los artículos publicados y se muestran las más numerosas en la tabla 1.

Universidad	F	%
Universitat de Barcelona	49	43
Universitat de València	7	6,1
Universidad de Granada	6	5,3
Universidad de Zaragoza	6	5,3
Universidad de Jaén	5	4
Universidad del País Vasco	4	3,5
Universidad Autónoma de México	4	3,5
Universidad Complutense de Madrid	3	2,4
Total artículos publicados	114	

Figura 2. Afiliaciones institucionales de las autorías. Fuente: original del autor.

Observamos en la tabla 1 una gran representación de autorías vinculadas a la Universitat de Barcelona (49) que supone un 43% del total de los 114 artículos publicados. El resto de universidades representadas, desde la Universitat de València (F=7) hasta la Universidad Complutense de Madrid (F=3), aportan representaciones más discretas, entre el 6,1 % y el 2,4 % del total. Los porcentajes por debajo de este último, no se muestran en la tabla 1.

En la figura 3 que sigue se muestra el número de artículos publicados que surgen de proyectos de investigación subvencionados, una relación que puede resultar relevante al mostrar la proyección investigadora del área de educación artística.

Proyecto / Instituciones Subvencionadoras	F	% total artículos
Ministerio de Economía y Competitividad y fondos FEDER [HAR2013-46608-R], Instituto de Ciencias de la Educación de la Universidad de Barcelona [REDICE16-1420], Vicerrectorado de Política Docente y el Programa de Mejora e Innovación Docente de la Universidad de Barcelona [GIDC-ODAS]	24	21
Ministerio de Ciencia e Innovación y fondos FEDER [HAR2008-06046/ARTE]	22	19,3
Ministerio de Educación y Ciencia y fondos FEDER [HUM2005-00245]	7	6,1
Total artículos / proyecto	67	58,7

Figura 3. Artículos publicados generados a partir de proyectos de investigación subvencionados. Fuente: original del autor.

La tabla de la figura 3 muestra los tres proyectos de investigación y las instituciones subvencionadoras que más artículos han originado, esto es, 24, 22 y siete artículos respectivamente. A este total parcial de 53, hay que añadir 14 artículos generados a partir de distintos proyectos de investigación, hasta completar el total de 67 trabajos relacionados con proyectos de investigación, que suponen algo más de la mitad (58,7 %) del total de artículos publicados en *Observar* en estos 17 años.

En tercer lugar, se ha realizado una búsqueda de la cantidad de descargas de artículos, pretendiendo descubrir los lugares del planeta donde se ha despertado interés por los trabajos publicados en *Observar*. Se ha ordenado la información por continentes para hacerla más sintética (figura 2).

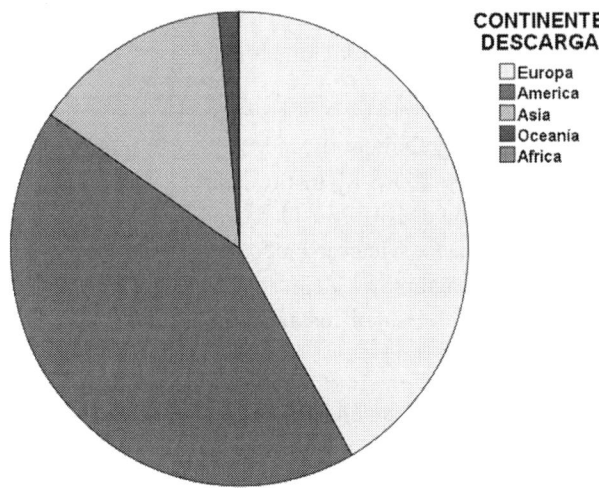

CONTINENTE
DESCARGA
☐ Europa
◼ America
☐ Asia
◼ Oceanía
◼ Africa

Figura 4. Descarga de artículos según continente. Fuente: original del autor.

Europa y América representan en la figura 2 el origen por continente de la mayoría de las descargas de artículos con 41,2 % y 42,1 % del total de 2 475 descargas. En el otro extremo está África, con una sola descarga (0,04 %) e imperceptible en la figura 3. Entre ambos extremos, Asia representa el 13,7 % y Oceanía, en realidad solo Australia, representa el 1,4 %.

RETOS DE FUTURO DE *OBSERVAR*

Indexación Elsevier-Scopus

Se realizó la solicitud de inclusión de la revista en el index Scopus de Elsevier (2024) en el año 2019. La respuesta fue negativa aunque el *feedback* ha permitido preparar la próxima solicitud. Se nos solicitó desde Scopus un documento que debía aparecer visible en la revista: El PEMS (*Publication Ethics and Malpractice Statement*) que debe contener, básicamente, los siguientes cinco aspectos: Política editorial, Contenido, Posición de la revista, Regularidad y Disponibilidad on line. En primer lugar, la política editorial debe ser convincente, la revisión por pares y la distribución geográfica de las personas editoras y autoras debe ser amplia y variada. Sobre el segundo aspecto, el contenido de la revista, se espera que dicho contenido sea de relevancia académica para el área, sea de calidad y esté alineado con los objetivos de la publicación. El tercer criterio de inclusión alude a la posición de la revista de acuerdo al número de citas en Scopus. En cuarto lugar, la publicación de la revista debe ser regular en el tiempo sin retrasos ni interrupciones. Por último, se requiere la disponibilidad *on line* de la revista al completo y se debe mostrar una página de inicio de calidad con una versión en inglés de la misma. En el caso de *Observar*, se nos solicitó hacer más claro el proceso de gestión de los envíos: recepción y primera decisión del consejo editorial, revisiones, decisión final, así como el alojamiento permanente de los artículos publicados mediante el DOI. A partir de los comentarios recibidos desde Scopus, esperamos realizar nuevamente la inclusión de *Observar* en Scopus.

Sello Fecyt (2021)

En el año 2021 realizamos la solicitud del sello de la Fundación Española para la Ciencia y la Tecnología (Fecyt, 2024). Los indicadores de la FECYT se agrupan en tres grupos: los de obligado cumplimiento, los de cumplimiento recomendado y buenas prácticas en igualdad de género. Entre los indicadores de obligado cumplimiento están la identificación de los miembros de los consejos, la apertura del Consejo de Redacción, instrucciones detalladas a los autores, artículos, palabras clave y resúmenes al inglés, periodicidad, políticas de acceso abierto, repercusión, impacto y visibilidad. Los indicadores de cumplimiento recomendado son, entre otros: aspectos éticos, navegación y funcionalidad, fuentes de financiación... En tercer lugar, están los indicadores relacionados con las buenas prácticas editoriales en igualdad de género: porcentaje mínimo del 40% de mujeres en órganos de la revista y como revisoras y referencias a lenguaje inclusivo. Fue este tercer apartado de indicadores el que no cumplimos y por el que no logramos el sello FECYT.

CONCLUSIONES

Las revistas científicas académicas son un recurso necesario en la difusión de conocimiento especializado en cada área de conocimiento, aunque son varios los retos y las dificultades que afrontan. De modo general, se ha producido una mercantilización del conocimiento, el cual se ha convertido en bien de consumo y está sujeto a compraventa en un mercado copado por gigantes corporaciones anglosajonas. Por tanto, es un hecho la creciente competitividad entre universidades en pos de una excelencia que reporte más fondos, dicho en lenguaje empresarial, que haga esos centros más rentables, en una suerte de loca carrera donde las universidades públicas deben competir con instituciones privadas, mejor dimensionadas y adaptadas al mercado y que no dependen tanto de subvenciones públicas. Así, la producción científica se establece como uno de los indicadores de la mencionada excelencia, lo que provoca una hiperproducción también en el ámbito de las ideas y en la producción de artículos científicos. En este contexto tan hostil, el área de educación artística encuentra dificultades añadidas en su proyección científica debido a una tradición investigadora propia relativamente corta y deudora de otras áreas. Como consecuencia de lo antedicho, la edición científica académica en el área de educación artística aparece en los márgenes de los rankings de impacto, en apartados genéricos como "Ciencias Sociales", "Psicología y Educación", "Arte" o "Educación". Revertir la situación parece ahora mismo una quimera aunque se ve factible la apertura de espacios de colaboración, como han sido estas jornadas, entre las personas que nos dedicamos a la edición científica académica en las artes con objeto de reivindicar nuestra labor y dignificar la investigación en las artes.

REFERENCIAS

Acker, S., Rekola, M., y Wisker, G. (2021). Editing a higher education journal: Gatekeeping or development? *Innovations in Education and Teaching International, 59*(1), 104-114. https://doi.org/10.1080/14703297.2021.2004909

Ahoketo, P., y Suoranta, J. (2024). "This Building is Ours!" Student Activism Against the University's Neoliberal Policy. *Journal for Critical Education Policy Studies*(22), 1, 1-48.

Burbules, N. C. (2020). Why Publish?, *Journal of Philosophy of Education, 54*(3), 655-665. https://doi.org/10.1111/1467-9752.12436

Clarivate (2024). *Journal evaluation process and selection criteria.* https://clarivate.com/academia-government/scientific-and-academic-research/research-discovery-and-referencing/web-of-science/web-of-science-core-collection/editorial-selection-process/journal-evaluation-process-selection-criteria/

Elsevier (2024). *Content policy and selection.* https://www.elsevier.com/products/scopus/content/content-policy-and-selection

Fecyt (2024). *Servicios para mejorar la calidad de las Revistas Científicas Españolas.* https://calidadrevistas.fecyt.es/

Giroux, H. (2004). *The Terror of Neoliberalism.* Boulder & London: Paradigm Publisher.

Observar (2024). *Número actual.* https://revistes.ub.edu/index.php/observar/index

6. Ayer y hoy de la investigación en artes. Nueve décadas de los *Anales del Instituto de Investigaciones Estéticas*

Laura González Flores
Instituto de Investigaciones Estéticas, UNAM, México

"Amplio, undívago y abierto": así, como el vaivén ondulante del oleaje marino, es como Clementina Díaz y de Ovando describió el quehacer académico del Laboratorio de Arte que, fundado en la Universidad Nacional cuarenta años antes, habría de convertirse en el Instituto de Investigaciones Estéticas un año después (Díaz y de Ovando, 1975, 27). Los mismos adjetivos podrían utilizarse para describir el fluctuante camino de la señera revista que el Instituto comenzaría a editar en 1937, los *Anales del Instituto de Investigaciones Estéticas*. Iniciado su proyecto para llenar el hueco de una publicación de rigor académico en el estudio de las artes, los *Anales* también nacieron con el propósito —y el estigma— de difundir la producción intelectual de esa dependencia universitaria, pero, sobre todo, de promover la evolución y pertinencia de un ejercicio disciplinar desarrollado en y desde el contexto mexicano.

Bastión de los estudios de arte en México, los *Anales* permiten observar, en su evolución fluctuante a lo largo de casi nueve décadas, distintas concepciones de la investigación en arte, así como del trabajo de difusión editorial de ésta. El presente artículo busca describir tal recorrido *undívago* de una publicación que, según lo que describiré más adelante, ha estado marcada por la necesidad de conciliar valores opuestos: uno, la institucionalidad *versus* la autonomía; dos, lo nacional *versus* lo internacional; y, tres, la antinomia entre la ciencia y el arte. Derivadas de la concepción de una Universidad que se piensa a sí misma nacional y autónoma, las problemáticas que ha debido resolver la revista también funcionan como un eco del oleaje de la política y la cultura mexicana en esas décadas. Si se quisiera conocer cómo ha evolucionado el campo de la investigación en arte en México a lo largo de los últimos 90 años, una opción excelente es analizar la evolución de perspectivas y contenidos de los *Anales*, implícita en el archivo que desde hace unos años se puede consultar en línea.[1] Este repositorio digital reúne todos los facsímiles de los números regulares y suplementos de la revista desde el primer número de 1936 hasta el último número 125 de septiembre de 2024.

ENTRE INSTITUCIONAL Y AUTÓNOMA

Los *Anales,* tanto como el Instituto, nacen de un hueco: el de iniciativas que profesionalizaran y formalizaran de manera académica y universitaria, los estudios del arte en México. Y, ¿qué mejor espacio para situar tal proyecto que el de una Universidad que ya en 1910 se había refundado organizándose como un conglomerado de cinco escuelas una de las cuales era la de Bellas Artes? (De la Fuente, 2004). Ante la ausencia de instancias especializadas, Manuel Toussaint, un estudioso del arte que había sido director de la Escuela Nacional de Bellas Artes y que había realizado estudios del Arte Colonial, funda en 1934 la cátedra de Historia del Arte en la Facultad de Filosofía y Letras (Díaz y de Ovando, 1975). Tras la cátedra, Toussaint ideó el proyecto de un centro, cuya materialización fue detonada por un evento de índole política: el cese en ese mismo año de su contrato y el de otros tres investigadores afines al estudio del arte colonial (Rafael García Granados, Federico Gómez de Orozco y Luis MacGregor) por no asistir a una manifestación en apoyo de la modificación del artículo 30. de la Constitución y que promovía la educación socialista. Tal iniciativa del recién instalado gobierno de Lázaro Cárdenas, afectaba el principio de autonomía y la libertad de cá-

1. https://www.analesiie.unam.mx/index.php/analesiie

tedra que la Universidad Nacional había defendido en su Ley Orgánica de 1929 (Lerner Sigal, 1986).

El conflicto anterior sirvió para que Toussaint decidiera proponer al rector de la Universidad hacia fines de 1934 la creación de un "Laboratorio de Arte" que acogiera a los investigadores despedidos y se constituyera como un espacio profesional y académico para el estudio de las artes "con estricto respeto a la libertad de expresión". Un segundo factor que influyó en la propuesta de Toussaint fue la estancia en México del especialista sevillano Diego Angulo Iñiguez (Moyssén, 1987), quien incitó a sus colegas mexicanos a constituir un centro que representara la profesionalización de los estudios de arte. Por esta razón el modelo de Toussaint fue el del Laboratorio de Arte de la Universidad de Sevilla, que apadrinó al centro mexicano en sus inicios.

Como describe Díaz y de Ovando (1975), ese Laboratorio de Arte que se convertiría en el hoy Instituto de Investigaciones Estéticas buscó desde sus orígenes la cooperación intelectual en el ámbito hispanoamericano. En particular, se tenía la intención de editar una publicación internacional conjunta con la Universidad de Sevilla. Si bien tal proyecto no prosperó por el inicio de la Guerra Civil en España, el proyecto fructificó en México en 1937 con la fundación por parte de Manuel Moreno Sánchez, secretario del Instituto, de los *Anales del Instituto de Investigaciones Estéticas*. Si bien el nombre elegido para la publicación hace eco del de los *Annales d'Histoire Sociale* franceses de Max Bloch y Lucien Febvre, también es patente la intención de homologarse con publicaciones como la *Revista de Occidente* o, en México, con los ya existentes *Anales del Museo Nacional de Antropología e Historia* (Herrera, 2001). En todo caso, la revista también sigue de cerca el modelo del *Anuario de la Sociedad Folklórica de México,* dirigida por Vicente T. Mendoza o las publicaciones de ensayo literario como *Ábside,* fundada por los hermanos Gabriel y Alfonso Menéndez Plancarte, o *Alcancía,* revista que también nace en 1937 bajo la coordinación de Edmundo O'Gorman y Justino Fernández (Herrera, 2001). Que el mundo intelectual era relativamente cerrado en esa época lo demuestra el hecho de que todos ellos contribuyeron en mayor o menor medida a los *Anales del Instituto de Investigaciones Estéticas*.

En relación con los contenidos de la revista, éstos se desprendieron en sus primeras décadas de los intereses y campos disciplinares de Toussaint y del grupo de intelectuales que porgresivamente fueron integrándose al Instituto: si el "triunvirato" formado por Toussaint, Francisco de la Maza y Justino Fernandez tuvo como consecuencia un predominio evidente de las investigaciones sobre arte colonial, en esa primera época la revista también se distinguió por los ensayos de teoría musical popular y contemporánea de Mendoza, y por los estudios de códices prehispánicos y novohispanos de García Granados o García de Orozco. La revista también acogerá los trabajos en distintos campos de jóvenes investigadores como Salvador Toscano, José Rojas Garcidueñas, Clementina Díaz y de Ovando, Ida Rodríguez Prampolini y Elisa Vargas Lugo. Ésta última no sólo contribuirá a la revista como ensayista sino como autora de fotografías de gran calidad. Mientras que la revista incluyó escritos de grabadores como Carlos Alvarado Lang (*Anales* 2, 1938) o pintores como Cecil Crawford O`Gorman (*Anales* 4, 1940), la colaboración de los artistas radicó fundamentalmente en el diseño de las viñetas de las portadas, un conjunto de imágenes gráficas que merece ser estudiado en sí mismo por su valor plástico. Respecto del arte contemporáneo, éste apareció inicialmente en la sección de noticias y críticas y, más tarde, ya como tema de artículos académicos extensos.

Además de las investigaciones históricas y estéticas, la revista incluyó desde sus inicios otro tipo de contribuciones como las críticas de obras pictóricas, musicales o dramáticas, las noticias sobre los eventos principales del campo de las artes, las semblanzas y homenajes (obituarios) de los estudiosos destacados de la disciplina y las reseñas sobre publicaciones recientes. Hasta fines de los años ochenta la revista se distinguió por sus listados de exposiciones y catálogos nacionales e internacionales e, incluso en algún momento, por su compendio de los trabajos de tesis de maestría y doctorado en curso en la Universidad (De los Reyes, 1995).

ENTRE NACIONAL E INTERNACIONAL

Parece contradictorio el doble objetivo de los *Anales* de responder a la necesidad de definición y especialización de los estudios de arte en/desde México y, al mismo tiempo, abrirse al ámbito de colaboración internacional. Tal contradicción no es sino aparente: es en relación y contra el *status quo* global como se va definiendo en esas décadas la condición específica de la producción cultural e intelectual local. En ese sentido, todo el contenido de *Anales* se dirige simultáneamente a un lector nacional y otro internacional. Justino Fernández, quien heredó la dirección de la revista en 1956 tras la muerte de Manuel Toussaint, describe lo siguiente: "[...] con el paso del tiempo, se volvió obvio que el examen de las relaciones de México con el arte mundial, así como una consideración de los valores estéticos básicos sería lo que ocuparía la orientación del Instituto. De modo creciente, estas preocupaciones se han vuelto importantes en las publicaciones del Instituto" (Baird, 1967, 402). Si el foco de atención natural de la revista en sus primeros años fue el ámbito académico hispánico, muy pronto la revista se fue abriendo a otras redes internacionales de habla inglés y francesa (Krieger, 2009).

Que la revista tuviera la doble estrategia de constituirse en una ventana prominente de la historiografía mexicana y, mediante la autoridad de ésta, ir construyendo una escuela de historia del arte nacional coincidía con la autocomprensión de la Universidad como nacional: como señala Justo Sierra en el discurso inaugural de refundación de ésta en 1910, las enseñanzas estéticas serían una parte indispensable de una cultura nacional (Sierra, 2004). Ese nacionalismo que promovió la Academia de San Carlos desde inicios de siglo y que posteriormente se integró al espíritu del movimiento mural (Patterson, 1964), se constituirá en un elemento de valor —y de carga— de la producción mexicana del siglo XX. En todo caso, como afirma Renato González Mello en su presentación al número 100 de *Anales*, la revista "ha dejado manifiesta en sus páginas la crisis de la ideología nacionalista, siempre con el respeto a la pluralidad que es característica de la vida universitaria" (González Mello, 2012: 5).

Comprender la pulsión nacionalista como algo que ha marcado la edición de *Anales* es relevante, porque explica los matices de su orientación a lo largo del tiempo: tras el interés por las "antigüedades" prehispánicas en el periodo porfirista, en sus primeras décadas la revista se volcó patentemente hacia el periodo colonial, tendencia que también permitió a la revista esbozar el valor de un *topos* regional artístico hispanoamericano. Tal tendencia regional subyace al contenido de *Anales* incluso en los pocos artículos publicados por especialistas extranjeros: el artículo de George Kubler publicado en inglés en el número 8 de la revista en el que se estudian las analogías entre el convento de Ucareo y el Escorial (Kubler, 1942) o, en el número siguiente (traducido al español), el de Heinrich (Enrique) Berlin sobre el convento de Tecpatán (Berlin, 1942).

ENTRE CIENCIA Y ARTE

Como las mismas disciplinas a las que se asocia —el arte, la historia del arte y la estética—, *Anales* ha padecido desde sus inicios los efectos de un sesgo negativo: el de la percepción de lo artístico como algo subjetivo e irracional, exento de la exactitud, el rigor y el método repetible de la ciencia. En consecuencia, su continuidad como proyecto académico y universitario ha dependido de contrarrestar tal prejuicio mediante estrategias tangibles. La primera fue la elección del primer nombre del Instituto, como "Laboratorio de Arte": que el nuevo centro se llamase así propició, por un lado, que se entendieran sus labores como parte de la investigación científica de la Universidad y, por otro, aseguró y justificó la necesidad del financiamiento para producir la revista. Lo mismo se puede aplicar al caso de *Anales*: ha sido gracias a la pertinencia y calidad académica, tanto como al rigor de sus contenidos como se ha podido justificar el alto costo de su producción a lo largo de tantos años. Si ya a fines de los años cincuenta, cuando llevaba casi treinta años de editarse, la revista gozaba de una excelente reputación internacional como bastión de la historia del arte mexicano (Baird, 1958), hoy tal valoración necesariamente deriva de la calificación numérica y la adscripción a los protocolos internacionales de evaluación académica.

La segunda estrategia tangible de presentación "científica" de *Anales* es su presentación formal, prácticamente la misma desde hace casi noventa años. O no: si se observa con cuidado, los discretos volúmenes de *Anales*, a los que caracteriza una portada más bien tradicional, con fuentes clásicas y una viñeta al centro, sí han tenido mejoras en su tipografía, maqueta y composición gráfica a lo largo del tiempo (Herrera, 2001). Pero lo que sí resulta bien patente es su diferencia respecto de otras revistas de divulgación artística con vistosas portadas e imágenes en color: lo que transmite el diseño de los *Anales* es la sobriedad de un pasado tradicional. Algo que, según se vea, puede resultar positivo o negativo. ¿Cómo es, pues, que una revista con tanto tiempo de editarse, con la carga del pasado y la tradición puede evolucionar hacia el futuro? A continuación mencionaré sólo algunos de los retos que estamos enfrentando en la revista en la actualidad.

HOY: DOBLE CIEGO

Como Jano, *Anales* siempre ha tenido dos caras, una que ve hacia el pasado y otra hacia el futuro. Si durante su primer medio siglo de vida la revista buscó constituirse en el principal órgano de difusión de la investigación de la escuela mexicana de historia y crítica de arte en el mundo hispanohablante, hacia fines de los años noventa, durante la dirección de Rita Eder, la revista fue mudando hasta convertirse en una publicación especializada de carácter internacional.

Desde esa época se requirió que los textos a publicar se sometieran a rigurosos dictámenes académicos ciegos. Cabe decir que para muchos de los investigadores de la antigua escuela (los pupilos de los fundadores), tales requisitos fueron percibidos como una limitación de la libertad académica de los investigadores. Y *Anales* ciertamente ha ido perdiendo la libertad de edición que tuvo en sus primeras décadas por la necesidad de responder a los requisitos de los índices académicos, sobre todo, los impuestos por el Consejo Nacional de Humanidades, Ciencia y Tecnología (CONAHCYT), pero también los de otros índices internacionales a los que pertenece la revista: DOAJ, Scielo, Scopus, Latindex, Redalyc, Clase, ArtHistNet, Dialnet, Erihplus, Hapi, Miar, Road, Ulrichsweb, Biblat y Circ.

Esta transformación académica también implicó otro tipo de restricción que afecta la relación de la revista con la institución que la edita: el requisito de los índices de limitar la publicación de textos de los investigadores del Instituto a un pequeño porcentaje de la revista (20%). De ser en sus inicios un un órgano de difusión del IIE, Anales pasó a ser una revista abierta a una comunidad nacional y global. O visto el problema desde otro lado, la institución perdió un espacio para publicar a sus investigadores y, en cambio, promover otros trabajos de investigación: *Anales* dejó de ser una ventana para convertirse en un problema de edición.

Respecto de la coordinación editorial, la protocolización académica de la revista también implicó la transformación del trabajo de quienes encabezaban la revista: el papel directivo de Toussaint o Fernández, quienes imprimían un sello personal en la selección de contenidos, se fue convirtiendo progresivamente en el papel más modesto del "editor", una función que empezó a aparecer en los años setenta, cuando Fernández murió y tomó su lugar su asistente en la revista, Xavier Moyssén (Herrera, 2001). A partir de entonces, los subsecuentes editores de la revista también han sido investigadores del Instituto designados para la dirección del Instituto que realizan la labor de orientación temática y de supervisión académica de manera individual o en pareja, y con el apoyo de un comité editorial y otro asesor.

La conversión académica de la revista en los años noventa también implicó ampliar su edición. Si desde su fundación en 1937 hasta el número 67 de 1995 se publicó un sólo número de la revista por año, desde entonces la revista aparece dos veces por año (entre 20 y 30 textos equivalentes a 700-800 páginas). En ocasiones, algunos números se publican acompañados por un número adicional como suplemento monográfico, con lo cual se amplía aún más el espacio de edición. Lo anterior ha implicado también una diversificación de contenidos: desde la época de la dirección de Rita Eder en el Instituto y muy patentemente al tomar Peter Krieger el cargo de editor de la revista, *Anales* ha abierto su enfoque a los estudios de cultura visual, sociología y antropología del arte, semiótica y hermenéutica. Y, más recientemente, a temas de género, tecnología, poscolonialidad y posthumanistmo.

LOS RETOS DE HOY

¿Dónde estamos hoy en Anales, qué retos tenemos delante? El tiempo presente nos enfrenta los retos asociados a cambio de paradigma. Desde 2007, las últimas dos décadas han implicado fuertes cambios tecnológicos, económicos y de hábitos culturales de cara en los modos de comunicación social. No me refiero sólo a la transición a lo digital (que la revista comenzó a emprender desde inicios de la primera década del siglo XXI), sino, sobre todo, a la comunicación en redes, que ha trastornado nuestros hábitos y nuestros modos de sensibilidad. Muchas de las formas de comunicación con las que nacimos ya están muertas, y otras que fueron parte de nuestro ecosistema vital están muriendo. Hemos vivido el cambio de una economía capitalista liberal e industrial de intercambio de objetos por otra postliberal y postindustrial de intercambio de datos. Hemos debido encarar un verdadero cambio de época que, como sugiere Jean-Louis Déotte, radica en un cambio radical en la sensibilidad colectiva (Déotte, 2012).

Hoy, ¿existen los libros?, ¿existen las revistas? La desaparición de editoriales académicas como GEDISA en España (*La Vanguardia*, 5 de noviembre de 2024) o de VERSO (2024) en Inglaterra sugiere que el mundo editorial como lo conocimos está en un predicamento: no se venden libros (como se vendían antes), es antieconómico producirlos. En algunos casos, las editoriales optan por quemar las ediciones invendibles porque eso es más barato que intentar distribuir y vender los libros: el centímetro cuadrado en las librerías se reserva a aquellos libros de gran circulación masiva, no a los libros académicos.

En el caso de las editoriales universitarias, subsisten porque están financiadas por las instituciones educativas, pero, ¿se venden las revistas físicas? ¿Qué se hace con la mayor parte de las ediciones que no logra distribuirse y venderse? ¿Se construyen más espacios de bodega —la solución preliminar en el Instituto— o se intenta reformular el proyecto editorial cambiando radicalmente de "caja" de pensamiento? En suma: ¿vale la pena continuar editando las revistas como las conocíamos, como ese *Anales* en papel que hemos venido trabajando desde hace 90 años?

El deseo de encontrar una respuesta a las anteriores preguntas fue lo que me inspiró a aceptar el cargo de editora académica de Anales a finales del 2022. Desde entonces, he editado, con la valiosa ayuda de la editora técnica y del Consejo Editorial, cinco números en primavera y otoño de cada año. Solo el año pasado, 2023, se editaron tres números de la revista (Anales 122, 123 y suplemento. Francisco de la Maza). En total, publicamos 40 artículos que equivalen a 1,030 páginas editadas. Pero el trabajo real fue gestionar la dictaminación, que implicó enviar 117 solicitudes de dictaminación (de las cuales no se aceptaron 37). Y rechazamos finalmente 8 artículos que recibieron evaluaciones negativas por sus evaluadores. Por mi parte, también escribí la presentación de cada número.

CONCLUSIONES

Más allá del trabajo implícito en la edición, mi labor más importante en el frente editorial y académico consiste en reorientar y reestructurar la publicación, organizar y volver accesible el archivo digital de la revista, volver consistentes los pasos del proceso editorial, agilizar el proceso de dictaminación y transparentar —si se puede aplicar el término en este caso— la lógica de su "doble ciego".

En relación con la perspectiva editorial, acordé seguir la directiva del Instituto de restringir la orientación de la revista hacia el espacio latinoamericano: en tiempos de comunicación global y de internet, la apuesta es trabajar desde el espacio culturalmente periférico de Latinoamérica, defendiendo y promoviendo la academia en lo que aquí llamamos español (y que en España es el castellano). Actualmente sería absurdo mantener la apertura de la revista a todos los temas de los estudios de arte, todas las latitudes y todos los periodos, como en los años noventa (¿dónde conseguiríamos dictaminadores de tantas especialidades?).

La apuesta actual de *Anales* es publicar aquellos textos de investigación, reseñas y documentos que impliquen una información innovadora para el campo disciplinar regional. El reto es poner en el centro de nuestra atención editorial los problemas y las obras de este espacio geoeconómico. Si bien seguiremos publicando artículos de otros temas y en otros idiomas, nuestra prelación desde 2022 es la de una cultura lingüísticamente periférica pero central a una región que no es anglosajona ni continental; que de uno u otro lado del océano ha vivido un proceso colonial y que, por lo tanto, su *ethos* deriva de una doble y compleja realidad. La que hibrida de algún modo culturas y lenguas dominantes con otra(s) subyugada(s) a través de una variedad ilimitada de producciones culturales, gestos, imágenes, palabras y valores. Que por un lado tienen características y retos comunes, pero, por otro, exhiben cualidades específicas, puntillosamente locales, que hemos de continuar identificando, describiendo y analizando con rigor.

REFERENCIAS

Agencias (2024). Herder amplía su catálogo editorial al incorporar el fondo de Gedisa. *La Vanguardia*, 5 de noviembre de 2024.

https://www.lavanguardia.com/vida/20241105/10080340/herder-amplia-catalogo-incorporar-fondo-editorial-gedisa-agenciaslv20241105.html

Anales del Instituto de Investigaciones Estéticas (1937-2024). https://www.analesiie.unam.mx/index.php/analesiie

Baird, J. A. (1958). Review of *Anales del Instituto de Investigaciones Esteticas*. *The Journal of Aesthetics and Art Criticism, 16*(3), 402-403. https://doi.org/10.2307/427391

Berlin, H. (1942). El Convento De Tecpatán. *Anales del Instituto de Investigaciones Estéticas, 3* (9), 5-13. https://doi.org/10.22201/iie.18703062e.1942.9.317

De los Reyes, A. (1995). Tesis de posgrado en Historia del Arte. *Anales del Instituto de Investigaciones Estéticas, 17*(66), 191-195.

Deótte, J. L. (2012), *¿Qué es un aparato estético?* Metales Pesados.

Díaz y de Ovando, C. (1976). Palabras en la inauguración del Coloquio de Zacatecas. *Anales del Instituto de Investigaciones Estéticas, 13*(45): 22-30.

Herrera, A. (2001). Anales del Instituto de Investigaciones Estéticas. *Historia Mexicana, 50*(4), 293-707.

Krieger, P. (2009). Las primeras dos décadas de los *Anales del Instituto de Investigaciones Estéticas: la era de Manuel Toussaint, Anales del Instituto de Investigaciones Estéticas, 31*(95), 173-180.

Kubler, G. (1942). Ucareo and the Escorial. *Anales Del Instituto De Investigaciones Estéticas, 2*(8), 5-12. https://doi.org/10.22201/iie.18703062e.1942.8.289

Lerner Sigal, V. (1986). Análisis de dos conflictos políticos entre la UNAM y el Gobierno Mexicano en el siglo XX, *Perfiles educativos, 31*, 3-17.

Moyssén, X. (1987). Diego Angulo Íñiguez,1901-1986. *Anales del Instituto de Investigaciones Estéticas, 15*(58), 227-229. https://doi.org/10.22201/iie.18703062e.1987.58.1361

Patterson, R. H. (1964), An Art in Revolution: Antecedents of Mexican Mural Painting, 1900-1920. *Journal of Inter-American Studies, 6*(3), 377-387. https://doi.org/10.2307/164913

Sierra, J. (2004). *Discurso Inaugural de la Universidad Nacional.* Dirección General de Publicaciones y Fomento Editorial, Universidad Nacional Autónoma de México.

Velázquez Becerril, C. A. (2010). Intelectuales y poder en el Porfiriato: una aproximación al grupo de los científicos, 1892-1911. *Fuentes humanísticas, Dossier: La Revolución mexicana, 22*(41), 7-23.

Verso Blog Post (2024). "Verso books are (NOT) on sale!"
https://www.versobooks.com/blogs/news/verso-books-are-not-on-sale?srsltid=AfmBOorDUh67l3v8MjUg_ITFzC9NL1DTkRLDsbV6VbjK-_SDCYkmji-f

7. *Journal de recherche en éducations artistiques — Journal of Research in Arts Education.* Une revue interdisciplinaire alternative

Éric Tortochot
UR 4671 ADEF / FED 4238 SFERE Aix-Marseille Université — Institut National Supérieur du Professorat et de l'Éducation

La revue interdisciplinaire helvético-française « Journal de recherche en éducations artistiques — Journal of Research in Arts Education » (JREA — JRAE) est le fruit de plusieurs années de travaux et recherches communes menées par des équipes de chercheurs en éducation artistique. Ces chercheurs, pour la plupart, enseignent à enseigner les disciplines artistiques. Dans ce chapitre, les origines du projet éditorial et scientifique sont présentées pour expliquer la singularité de la codirection suisse et française et des choix de financements. La constitution de l'équipe éditoriale, la fréquence de publication et la forme graphique éditoriale revêtent aussi des singularités dont l'enjeu est aussi important que ceux des référencements. Le texte est ponctué par une réflexion ouverte sur les perspectives du projet après la publication du sixième numéro dans le courant de l'année 2025.

INTRODUCTION

La création de la revue interdisciplinaire helvético-française « Journal de recherche en éducations artistiques — Journal of Research in Arts Education » (JREA — JRAE) est le fruit de plusieurs années de travaux individuels et communs menés par des équipes de chercheurs en éducation artistique qui enseignent à enseigner les disciplines artistiques.

Le constat initial est fondé sur l'absence de revues francophones dédiées aux arts qui s'enseignent, alors même qu'il existe des revues consacrées aux sciences qui s'enseignent, aux lettres qui s'enseignent. Il en est de même du côté des revues germanophones qui concernent les Suisses alémaniques. La question de la langue d'écriture et de diffusion a donc été centrale dans la décision : les revues anglophones et hispanophones sont nombreuses mais n'ont pas d'équivalent dans les langues franco- et germanophones. Enfin, l'idée de cette création est portée par des chercheurs qui ont souhaité donner un porte-voix à la recherche sur les enseignements et les apprentissages des arts au-delà de certains cadres dogmatiques en sciences de l'éducation. Ainsi, deux ans après la publication du premier numéro, un bilan très provisoire s'impose. Pour présenter ce bilan, le chapitre est structuré en cinq parties. La première revient sur les origines du projet éditorial et scientifique à visée internationale et focalise sur les enjeux des référencements. La codirection suisse et française nécessite une clarification des financements abordée dans la deuxième partie. Le troisième point revient sur la constitution de l'équipe éditoriale, la fréquence de publication. La quatrième partie s'attarde sur les choix de la forme graphique éditoriale. En dernier lieu, une réflexion est ouverte sur les perspectives de la revue pour les prochaines années.

ORIGINE INTERNATIONALE DE JREA/JRAE (FRANCOPHONE, GERMANOPHONE ET ANGLOPHONE)

Depuis plusieurs années, des chercheurs français et suisses coopèrent et échangent à partir de réseaux constitués sur les enseignements artistiques. Si les équipes échangent régulièrement, elles développent séparément des structures pour institutionnaliser les travaux qu'elles produisent. D'un côté, les chercheurs français, enseignants dans l'institut national supérieur du professorat et de l'éducation (Inspé) d'Aix-Marseille Université, se réunissent dans un programme de recherche en sciences de l'éducation et de la formation : le geste créatif et l'activité formative (GCAF)[1]. Cette équipe est composée de didacticien des arts ou de chercheurs spécialisés dans des formes artistiques en lien avec l'éducation comme l'annonce l'introduction d'un ouvrage collectif. Il s'agit de montrer la diversité des approches tant disciplinaires que théoriques ou méthodologiques (Arnaud-Bestieu, & Tortochot, 2021, pp. 19-20) :

> Les domaines d'expertise des différents auteurs ont permis d'aborder plusieurs enseignements (danse, musique, arts plastiques, design et culture humaniste) dans plusieurs de ces contextes, situations et milieux (inclusion, éducation prioritaire, lycée professionnel et Université). [Il s'agit de] travailler sur un même objet, le rôle des enseignements artistiques dans la persévérance scolaire, en confrontant des cadres théoriques et méthodologiques divers. En ce sens, le programme de recherche [GCAF] issu des sciences de l'éducation, a vocation à proposer des espaces [...] qui favorisent les rencontres entre divers cadres théoriques (activité, phénoménologie, énaction, action psychologie, neurosciences, philosophie, conjointe, etc.) de plusieurs disciplines des sciences humaines (didactique, épistémologie, linguistique, sociologie, histoire, etc.).

Du côté suisse, les enseignants-chercheurs sont réunis au sein d'une structure de recherche et de formation qui réunit les hautes écoles pédagogiques (HEP) et l'université de Genève (Unige), le Centre de Compétences Romand de Didactique Disciplinaire (2Cr2D) créé en 2016[2]. La

---

1.   Créée en 2017 à l'initiative du professeur Pascal Terrien, l'équipe GCAF communique sur son actualité de recherche par l'intermédiaire d'un blog des carnets Hypothèses mis à disposition par le centre national de la recherche scientifique (CNRS) depuis 2019 : https://gcaf.hypotheses.org/

2.   La structure affiche ainsi ses intentions sur son site (https://www.2cr2d.ch/ le-centre/) : « Observer, comprendre, soutenir l'enseignement-apprentissa-

structure est essentielle au développement des travaux sur les enseignements artistiques en lien avec les enseignements technologiques pour la
partie « design » et « conception » de Suisse romande. Avec des visées
similaires au programme GCAF, un collectif suisse au sein de plusieurs
HEP a constitué un programme[3] qui est à l'origine d'une journée scientifique sur les rapports aux savoirs dans la professionnalité et la didactique des arts et de la technologie. Cette journée d'étude se déroule en
avril 2021 et joue un rôle moteur dans la création de la revue avec une
présentation officielle du projet éditorial[4] (Joliat et al., 2021, p. 23) :

> *Le JREA / JRAE est une revue semestrielle en sciences
> de l'éducation qui publie des articles scientifiques
> sur des recherches concernant les enseignements et/
> ou les apprentissages dans les domaines de l'éduca-
> tion artistique (musique, arts plastiques/arts visuels,
> arts-appliqués/design, danse, théâtre, arts performa-
> tifs, cinéma, mime, arts de la rue, etc.), dans une visée
> disciplinaire mais également inter- et transdiscipli-
> naire. Elle bénéficie d'un rayonnement international
> s'appuyant sur une communauté de chercheur.es des
> cinq continents.*

    ge de contenus spécifiques à un domaine : au croisement de la recherche
et du monde scolaire, l'activité des didacticien·nes se déploie sur tous les
terrains disciplinaires, et concerne tous les degrés de la scolarité. Un champ
scientifique en plein essor dont le développement constitue un enjeu so-
ciétal majeur. C'est la vision de swissuniversities, et le cadre d'action du
2Cr2D, qui a pour double mandat le soutien à la qualification de la relève
et au développement des réseaux. » À voir sur : https://www.2cr2d.ch/bi-
lan-2023-et-perspectives-2024/

3.   À voir sur : https://www.2cr2d.ch/construction-du-rapport-aux-savoirs-dans-
les-enseignements-des-arts-et-la-technologie/

4.   À voir sur : https://www.2cr2d.ch/event/28-avril-2021-professionnalite-et-di-
dactique-des-arts-et-de-la-technologie/

La revue vient combler plusieurs manques constatés par les équipes françaises et suisses. Tout d'abord, il y a la nécessité de l'interdisciplinarité dans la réflexion sur l'épistémologie de la recherche en éducation artistique. Pour répondre au besoin d'étoffer la réflexion sur ce point, la revue propose des appels à publications sur des thématiques repérées. D'autre part, les revues francophones ne facilitent pas les publications sur les enseignements artistiques (manque de spécialistes et cadres théoriques contraignants). Il faut donc procurer une plateforme qui puisse répondre à ce besoin de diffusion des savoirs. Enfin, le constat selon lequel les revues de langue anglaise exercent un monopole auquel les auteurs peuvent difficilement se soustraire est déterminant. Non seulement ces revues internationales sont importantes pour la carrière des chercheurs en raison de leur indexation mais, en plus, elles limitent rarement les cadres théoriques ou même épistémologiques. Par conséquent, et paradoxalement, elles sont plus accessibles tout en imposant une langue et un système de classement discriminant.

En ce sens, le projet de JREA / JRAE qui repose sur des assises épistémologiques partagées et binationales, doit proposer une démarche éditoriale solide, ouverte à des auteurs internationaux de langues diverses, portée par les institutions de recherche et de formation d'où viennent les enseignants et chercheurs auteurs du projet.

POLITIQUE DE FINANCEMENT DE JREA/JRAE, REVUE INTERDISCIPLINAIRE ALTERNATIVE

Le comité éditorial est franco-suisse : François Joliat, professeur à l'HEP BEJUNE est directeur ; Pascal Terrien, professeur à Aix-Marseille Université est codirecteur. Le financement est assuré par l'association *swissuniversities*[5] créée en 2012 et officialisée en 2015. Son objectif est de porter la voix commune des hautes écoles suisses et d'encourager la

---

5. À voir sur : https://www.swissuniversities.ch/fr/bonjour

coopération et la coordination entre les hautes écoles et les différents types de hautes écoles. Au sein de cette association, le 2Cr2D joue un rôle structurant[6]. Si chaque numéro de la revue est publié en format papier (50 exemplaires), l'accessibilité de la revue en ligne (ISSN : 2813-5253) est un facteur important pour assurer son existence dans le paysage des publications scientifiques internationales qui sont en grande majorité disponibles sur Internet en accès ouvert ou limité.

C'est à ce titre que le soutien financier de *swissuniversities* garantit l'accès ouvert aux articles de JREA/JRAE. Le projet est de diffuser et de donner accès au savoir. Il ne s'agit pas de capitaliser au sens financier mais au sens conceptuel. Les valeurs de partage sont proposées autant par la plateforme SOAP2[7] de l'université de Fribourg, support des revues helvétiques, que par la plateforme de publication scientifique Open Journal System (OJS). Cette plateforme affiliée au « Public Knowledge Project » peut gérer l'ensemble du flux de travail depuis le chercheur jusqu'au lecteur pour la soumission, l'examen par les pairs et la production. Moyennant un abonnement dont les coûts sont très inférieurs à ceux imposés par les grands éditeurs scientifiques, OJS publie les numéros de la revue et met les articles en ligne afin de les indexer dans des services de recherche mondiaux tels que Google Scholar, Crossref, Openalex[8].

---

6. Le 2Cr2D contribue au soutien de la revue : « le soutien du 2Cr2D a été déterminant dans le domaine des arts, puisqu'il a permis la création du *Journal de recherche en éducations artistiques* (JREA) — *Journal of Research in Arts Education* (JRAE), revue scientifique internationale trilingue paraissant une à deux fois par année. Toutes les institutions romandes de formation des enseignant·es sont représentées dans son Comité éditorial et son Comité scientifique, aux côtés d'universités françaises, belges, allemandes, anglaises, israéliennes, canadiennes et américaines. » À voir sur : https://www.2cr2d.ch/bilan-2023-et-perspectives-2024/

7. À voir sur : https://www.soap2.ch/

8. À voir sur : https://search.crossref.org/?q=+2813-5253&from_ui=yes .
   Et sur : https://openalex.org/sources/S4387287160

Le financement de l'association des hautes écoles suisses garantit aussi l'accès aux normes technologiques « 4science »[9] qui facilite l'intégration entre différents systèmes mis en œuvre pour favoriser l'Open Source. Dans le même ordre d'idée, chaque article publié dans JREA/JRAE est placé sous licence Creative Commons CC BY 4.0[10]. D'un point de vue éthique, il s'agit de protéger le ou les auteurs de l' « œuvre » publiée et de ne pas exercer de contrainte ni sur l'œuvre publiée ni sur son ou ses auteurs. En somme, les canaux choisis par *swiwwuniversities* et l'usage de la licence CC BY 4.0, sont à l'opposé des principes exercés par les sociétés multinationales qui contrôlent les mécanismes de recherche, qu'il s'agisse des grands éditeurs anglophones ou des systèmes de référencement WOS, JCR ou Scopus qui dominent dans les critères d'excellence de la recherche.

Aujourd'hui, 80 % des publications sont en libre accès et 50 % de ces publications accessibles sont entre les mains des 4 grands éditeurs : Springer Nature, Elsevier, Wiley et Taylor & Francis. Grâce au libre accès, les auteurs sont cités 60 % plus souvent. Mais les éditeurs font payer les auteurs ou les institutions pour le libre accès. L'enjeu est donc de faciliter la diffusion des résultats de la recherche dans des revues « vertueuses » pour, entre autres et paradoxalement, lutter contre un usage moins vertueux des citations scientifiques. De telles conditions obligent les comités éditoriaux à impliquer les institutions de recherche (pour JREA/JRAE, *swissuniversities*) et de formation dans le développement de ces supports (y compris dans la transition hybride du papier vers le numérique). Dans ce contexte, la question qui se pose est de savoir comment et avec quels outils il est possible de repenser les pratiques éducatives et artistiques et de jouer un rôle déterminant quand ces questions ne prévalent pas dans les institutions éducatives et culturelles et qu'elles ne sont pas valorisées par les canaux dominants de la recherche.

9. À voir sur : https://4science.it/
10. À voir sur : https://creativecommons.org/licenses/by/4.0/deed.fr

COMITÉ SCIENTIFIQUE INTERNATIONAL ET FRÉQUENCE DE PUBLICATION

Le comité éditorial bicéphale franco-suisse est dirigé conjointement par des membres issus des diverses structures de recherche en sciences de l'éducation et de la formation en arts (HEP Vaud, BEJUNE et Université de Genève). Si le projet de la revue est partagé par ses membres en raison de leur implication dans des projets antécédents convergents, l'enjeu de la direction d'une revue scientifique internationale est principalement de lui assurer un accueil favorable, une curiosité scientifique et un intérêt à publier. Pour y parvenir, la revue impose donc les mêmes contraintes et critères que celles des revues les mieux indexées : une évaluation en double aveugle avec des spécialistes de tous les domaines. Toutefois, l'enjeu est de pas imposer des dogmes théoriques ou méthodologiques. C'est pour afficher ce projet que le premier numéro publié en 2023 est constitué de quelques articles rédigés en partie par les éditeurs, comme un manifeste, une « amorce » : # 1 (2023) / « La notion de didactique dans l'enseignement des arts ». Ce manifeste pose plusieurs questions de fond et de forme. Peut-on parler d'endogamie ? Et à quel point une revue qui pose de nouveaux jalons scientifiques peut-elle prendre le pari d'une forme d'autopublication ? Et, finalement, poser la question de la didactique dans l'enseignement des arts, n'est-il pas un moyen de s'en émanciper ? D'une part, l'appel à publication a été ouvert : les éditeurs ont donc concouru avec des auteurs de diverses origines. D'autre part, les sept papiers du numéro 1 ont été révisés en double aveugle par des membres extérieurs du comité éditorial informés du projet et de ses finalités. Enfin, les articles ont été écrits par deux à quatre auteurs au moins afin d'éviter le risque du point de vue unique, mono-disciplinaire ou centré sur un pays (les équipes d'auteurs sont issues de plusieurs pays francophones, germanophones [texte écrit en anglais] ou anglophones). En somme, l'endogamie a été limitée à ces quelques papiers et l'autopublication n'a pas été le ressort de ce numéro. Enfin, l'idée de poser les jalons d'une didactique de l'enseignement des arts, c'est, d'une certaine manière, poser les jalons de nouvelles perspectives de recherche, d'ouverture à d'autres cadres épistémiques et d'acceptation d'une évolution des cadres pour les adapter aux singularités de disciplines en perpétuel mouvement. À ce titre, les numéros suivants portent des thématiques originales pour les pays francophones :

— # 2 (2024) / Le corps en mouvement dans l'enseignement de la musique et de la danse ;

— # 3 (2024) / Le design et son enseignement : état des lieux et perspectives ;

— # 4 (2024) / La place du corps dans l'éducation à la création artistique : quels enjeux ?[11] ;

— # 5 (2025) / Arts plastiques et théâtre dans les enseignements et la recherche : quelles approches et quelles perspectives pour l'école de demain ?

Une telle diversité de thématiques et de disciplines impose une rigueur visuelle et graphique pour harmoniser le propos et le projet. La forme graphique est donc essentielle à la mise en œuvre formelle de l'intention initiale.

LA FORME GRAPHIQUE ÉDITORIALE

Dans le cahier des charges de la revue, la forme dédiée aux enseignements artistiques devait être particulièrement réfléchie. La prise en charge par une équipe éditoriale suisse romande a conduit à la mise en place d'une prestation de service par un graphiste attitré qui assure la

---

11.   Le numéro 4 possède une singularité autre : il a été coordonné par des doctorants. On retrouve dans ce choix éditorial courageux la volonté d'ouvrir la revue à des chercheurs en devenir dont les compétences de chercheurs sont en train de s'affirmer et de se structurer. Le seul regret d'un tel choix porte sur le faible nombre d'articles sélectionnés et validés par rapport à la moyenne attendue pour chaque numéro (4/6).

logique éditoriale par l'usage d'une charte graphique cohérente et rigoureuse (couvertures, titres, sommaires, choix typographiques, mise en page en double colonne, illustrations, etc.) (Figures 3). Ainsi, chaque couverture affiche par le visuel et par la couleur, la spécificité d'un numéro (Figure 1). Le visuel a pour objectif de synthétiser une idée complexe. Il agit presque comme un pictogramme et a valeur de reconnaissance. Cependant, cette reconnaissance ne peut pas être disciplinaire. L'image, dont le degré d'iconicité est variable, propose une métaphore liée à la thématique plus qu'elle ne désigne un croisement interdisciplinaire.

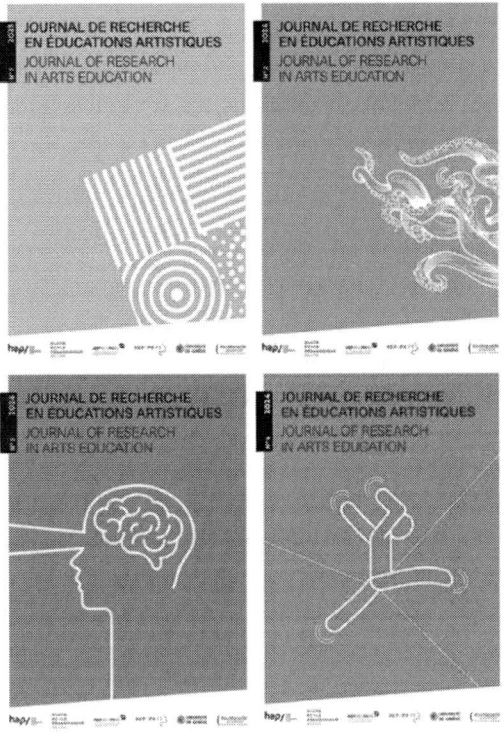

Figure 1 : les couvertures des quatre premiers numéros (deux sont en cours pour 2025)

Ainsi, les motifs graphiques du premier numéro désignent une forme de pattern à construire pour la revue. Les tentacules du numéro

2 montrent un mouvement potentiel, complexe, coordonnée ou non. La figure de l'individu interagissant avec son environnement pour le numéro 3 est une façon de penser le design comme une discipline immergée dans le réel. Enfin, le pictogramme humain mobile, non genré, qui se libère à la croisée de plans et de lignes, indique la possibilité de gestes créatifs dans un univers contraint (celui des apprentissages ?) pour le numéro 4.

La rigueur graphique se déploie dans la mise en ligne des numéros comme le montre la Figure 2 et selon les exigences des plateformes de diffusion dont les valeurs d'indépendance et de garantie d'accès sont affichés.

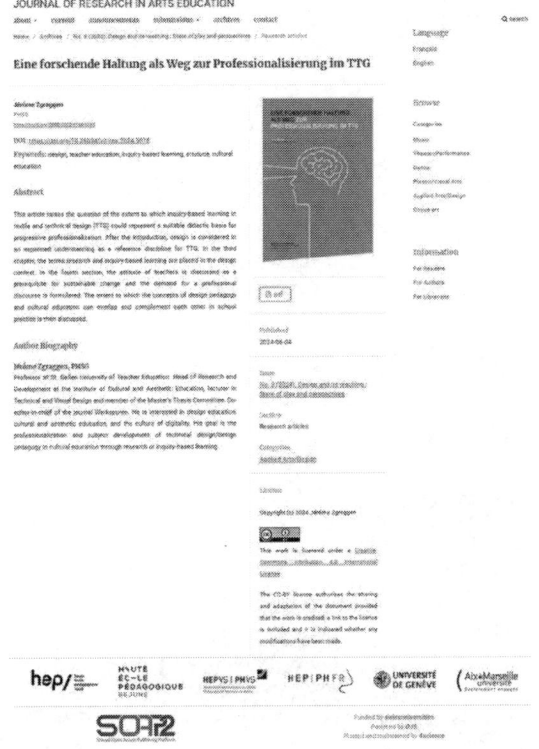

Figure 2 : présentation d'une page d'article mis en ligne

Enfin, chaque numéro est en ligne sous deux formes : un PDF de l'ensemble des articles mis en page avec couverture (pour assurer également l'édition papier) et un PDF de chaque article. La Figure 3 montre comment la charte graphique s'impose pour un numéro avec la couverture, la page de garde et les crédits, jusqu'à la mise en page en deux colonnes et la gestion des visuels, en passant par le sommaire.

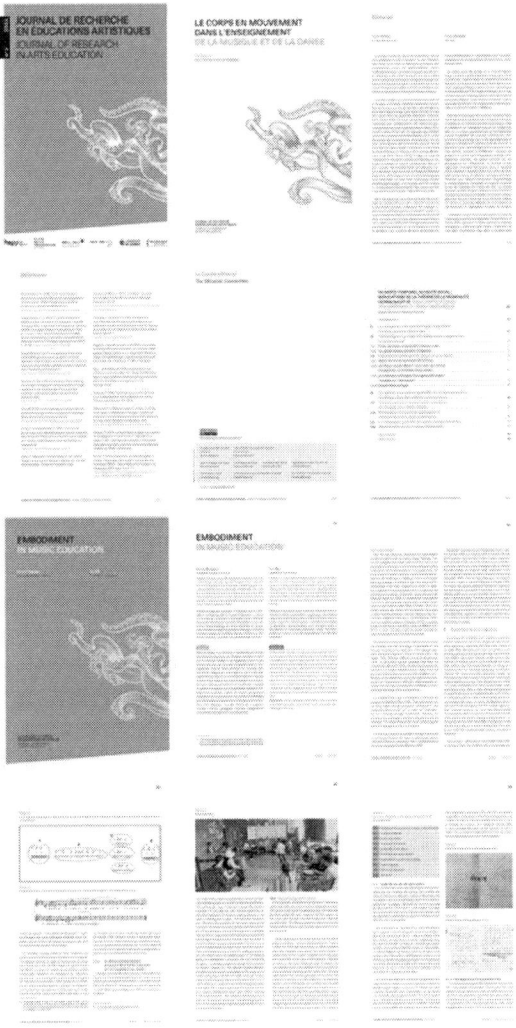

Figure 3 : présentation de quelques pages d'un numéro édité dans le format PDF

La qualité graphique de la publication est une satisfaction pour les éditeurs mais aussi pour les auteurs qui peuvent diffuser leurs articles avec un format professionnel d'édition. Au-delà de la forme, la reconnaissance de la revue dans le réseau des publications scientifiques doit être pérennisé et les questions de formes ne sont plus qu'un des critères de qualité.

PERSPECTIVES DE RECONNAISSANCE ET DE DIFFUSION

Pour qu'une revue comme JREA/JRAE continue d'exister, la question de l'indépendance et de la transparence financières reste cruciale. De ce point de vue, une revue maintenue sous la responsabilité des tutelles, c'est la possibilité ou la nécessité d'avoir recours à des co-financements et de faire appel aux dons sans perdre de vue le projet qui la fonde et la sous-tend. Il est aussi important de penser une forme d'altruisme chez les éditeurs et les auteurs, ce qui suppose non seulement une indépendance éditoriale mais aussi une réflexion sur la forme et le contenu, papier ou numérique, qui doit être pensé avec une visée inclusive. Dans ce sens, quand il est question d'arts et d'éducation, la visibilité accrue grâce à une identité graphique forte, doit viser la valorisation des champs de recherche identifiés et ceux qui sont à identifier (invisibles ou imperceptibles). Ceci n'est possible que s'il y a une reconnaissance du travail des éditeurs et des auteurs (identifiés dans leurs institutions, répartis entre institutions, ouverts sur le plan international), sans se départir de l'exigence académique pour développer des épistémologies, théories & méthodologies selon de multiples champs et points de vue. À ce titre, la question de l'indexation doit être posée en matière d'autonomie, à partir de critères exigés par les systèmes d'indexation internationaux et cohérents avec les spécificités des recherches en arts et éducation, notamment en raison de la variété des productions scientifiques et créations afin qu'elles soient accessibles à un large lectorat. Par conséquent, il convient de penser une diffusion aussi ouverte que possible pour une dissémination labellisée du savoir scientifique large et renouvelé, avec le soutien des tutelles. Ce qui est en jeu, c'est la pérennité de la recherche disciplinaire & des échanges inter et transdisciplinaires dans les champs des enseignements artistiques.

Afin de promouvoir la revue JREA/JRAE et l'accompagner d'un projet de vulgarisation scientifique, il faut éviter d'alourdir la charge financière. L'enjeu est d'autant plus important dans un double domaine, arts et éducation, qui n'est pas prioritaire dans les classements de la recherche. Le niveau scientifique peut rester élevé si on fait appel à une communauté de chercheurs internationaux dans le domaine de l'enseignement des arts pour exister face à l'enseignement des sciences.

REFERENCES

Arnaud-Bestieu, A., & Tortochot, É. (Eds.). (2021). *Geste créatif, activité formative. Les enseignements artistiques pour réengager les élèves dans les apprentissages.* L'Harmattan.

Arnaud-Bestieu, A., & Tortochot, É. (2021). Introduction à l'ouvrage « Geste créatif, activité formative ». In A. Arnaud-Bestieu & É. Tortochot (Eds.), *Geste créatif, activité formative.* (pp. 19-38). L'Harmattan.

Terrien, P., Joliat, F., Chatelain, S., Didier, J., Eschenauer, S., & Tortochot, É. (2021, 2021-04-28). Journal de recherche en éducations artistiques / Journal of Research in Arts Education. Professionnalité et didactique des arts et de la technologie : quels rapports aux savoirs ?, Bienne, Suisse.

Tortochot, E., Rezzi, N., & Terrien, P. (Eds.). (2019). *Créer pour éduquer. La place de la transdisciplinarité* (Vol. 16). L'Harmattan.

8. *Arte y Políticas de Identidad.* Discursos de investigación y de expresiones artísticas

Pedro Ortuño Mengual
Universidad de Murcia

La revista Arte y Políticas de Identidad es una publicación académica y de investigación que se constituye como un espacio de reflexión crítica sobre el arte contemporáneo, los estudios visuales, los estudios de género y las políticas culturales relacionadas con la identidad. Desde su creación en 2009, la revista ha mantenido un firme compromiso con la promoción de buenas prácticas en igualdad de género y con el desarrollo de Estudios LGBTIQ+, consolidándose como una referencia en el ámbito del arte, los estudios culturales y metodologías feministas y poscoloniales. Esta publicación semestral combina artículos de investigación originales con revisiones teóricas y enfoques metodológicos innovadores aplicados a la producción artística. Además, incluye secciones complementarias dedicadas a entrevistas, intervenciones artísticas, contratextos, traducciones al castellano de textos relevantes en otros idiomas, así como reseñas de libros y exposiciones. Todo ello construye un marco interdisciplinario y diverso para el análisis crítico y el debate.

Un aspecto clave para nosotros es ofrecer a los artistas un espacio donde puedan expresar sus ideas libremente. Con este propósito, el apartado de intervenciones artísticas está diseñado para albergar proyectos abiertos, sin restricciones de formato, y que trasciendan lo meramente textual. La revista, publicada por el Servicio de Publicaciones de la Universidad de Murcia y disponible en formato electrónico a través de su sitio web oficial (https://revistas.um.es/reapi), surge del grupo de investigación Arte y Políticas de Identidad, vinculado al Departamento de Bellas Artes de dicha universidad. A lo largo de sus 31 volúmenes publicados, ha dado cabida a investigaciones que abordan las relaciones entre el arte y los contextos sociales, destacando su papel como herramienta de representación y transformación cultural.

Entre las áreas temáticas más destacadas, la revista ha explorado temas como las identidades poscoloniales, los discursos feministas en el arte visual, las prácticas artísticas digitales y las políticas culturales en el ámbito local y global. Al aceptar publicaciones en español, inglés y portugués, fomenta la participación de una amplia comunidad académica internacional, ampliando el impacto y el alcance de sus aportaciones. La trayectoria de la revista Arte y Políticas de Identidad refleja su compromiso con el conocimiento de excelencia y con la creación de un diálogo inclusivo entre investigadores/as, artistas y críticos/as, reafirmando la importancia del arte como un espacio de resistencia, reflexión y cambio en las dinámicas culturales contemporáneas. A continuación, se destacan algunos de temas más relevantes desarrollados:

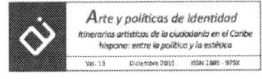

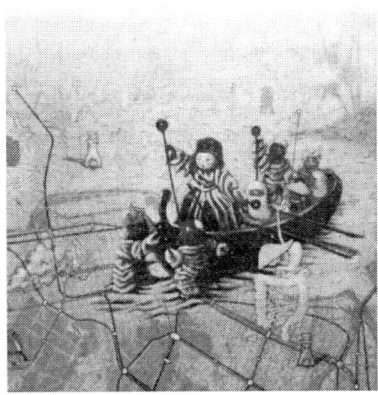

Figura 1. Volumen 16 de revista *Arte y políticas de identidad*.
Recuperado de: https://revistas.um.es/reapi/issue/view/14531

EL ARTE Y LA CIUDADANÍA EN EL CARIBE HISPANO

El volumen 13 *Itinerarios artísticos de la ciudadanía en el Caribe hispano: entre la política y la estética* de 2013, coordinado por Yissel Arce, Carlos Garrido y Aurora Alcaide, examina la relación entre el arte y las diversas concepciones de ciudadanía en el Caribe hispano, un contexto marcado por transformaciones significativas en la representación del poder, la comunidad y la identidad. En las últimas décadas, la región ha experimentado un cambio en la forma en que se discuten y representan la ciudadanía y la comunidad, destacando el creciente papel de las imágenes y lo visual en la reconfiguración del biopoder. Este cambio ha permeado también la producción artística, que ha comenzado a incorporar formas colaborativas y participativas vinculadas a temas como la pertenencia, la migración y la identidad (Arce Padrón, Garrido Castellano,& Alcaide Ramírez, 2015).

El número se organiza en tres bloques temáticos que exploran cómo el arte caribeño aborda estos problemas:

Bloque 1. *Radicalidades de la ciudadanía:* Este primer bloque aborda formas de ciudadanía que subvierten los convencionalismos del espacio público. Los artículos exploran temas como la exclusión de sujetos en la dominicanidad ortodoxa, la ilegalidad en las fronteras y los silencios raciales de la Revolución Cubana. Por ejemplo, Suset Sánchez examina el arte dominicano reciente en relación con género, colonialidad, raza y migración, mientras que Lina Martínez Hernández analiza la obra de Rita Indiana Hernández sobre las fronteras de legalidad en la República Dominicana. Yissel Arce Padrón investiga la representación de la problemática racial en Cuba a través del cine de Sara Gómez. Otros artículos se centran en la producción visual de artistas como Tania Bruguera y su búsqueda por adquirir agencia política en el arte, así como en el trabajo de artistas que exploran la identidad y la pertenencia a través de símbolos visuales.

Bloque 2. *La diáspora caribeña y la reconfiguración de la ciudadanía:* Este bloque se enfoca en la creación artística de la diáspora caribeña y cómo sus producciones visuales contribuyen a la configuración de nuevas imágenes de la región desde otras latitudes. Olga María Rodríguez Bolufé analiza las experiencias de la diáspora cubana en México, mientras que Aurora Alcaide Ramírez estudia la obra de dos artistas caribeñas residentes en España que abordan la discriminación racial y la inmigración. También se exploran nociones como "mulata", "transculturación" y "otredad". Otros artículos discuten el cine dominicano contemporáneo y la construcción de "varios Caribes" a través de las prácticas curatoriales en España.

Bloque 3. *Miradas latinoamericanas sobre ciudadanía:* Este bloque expande la discusión a otros contextos latinoamericanos, como Argentina, con artículos que analizan la dictadura argentina y las primeras representaciones del género policial en el cine del país. Laia Quílez Estevez revisa las narrativas sobre la dictadura a través de los restos fotográficos y cinematográficos de los hijos de los desaparecidos, mientras que Roman Pablo Setton analiza la resignificación de la cultura popular en el cine argentino.

El número también incluye una entrevista con el artista cubano Alexis Esquivel y tres intervenciones artísticas que reflejan la problemática de la ciudadanía en el Caribe y más allá. Estas intervenciones provienen de Alexis Esquivel, Belkis Ramírez (República Dominicana) y Laura Ribero (Colombia), quienes exploran diferentes aspectos de la identidad y la pertenencia. Finalmente, se presentan tres reseñas de exposiciones y publicaciones recientes que abordan la colonialidad y la cultura latinoamericana. En conjunto, este monográfico ofrece una mirada profunda sobre cómo el arte caribeño y latinoamericano aborda las complejas cuestiones de ciudadanía, identidad y pertenencia en un contexto marcado por el desplazamiento, la migración y la transformación social y política.

CULTURAS DE LA CREATIVIDAD

Culturas de la creatividad corresponde al volumen 14, coordinado por Lourdes Cilleruelo, Miriam Peña y Estibaliz Aberasturi-Apraiz en 2016. Es un análisis incisivo del papel que la creatividad y las metodologías artísticas desempeñan en la investigación y la educación del siglo XXI. Nos enfrentamos a un tiempo donde el conocimiento ya no se asienta en certezas cuantificables, sino en habilidades flexibles e intuitivas. Un contexto donde el arte y la creatividad abren nuevos caminos de pensamiento. En esta sociedad cambiante, métodos alternativos y "monstruosos" —en el sentido foucaultiano— irrumpen en la academia. La investigación creativa, intuitiva y abierta no busca tanto respuestas cerradas como preguntas que inviten a explorar. El arte contemporáneo, en su capacidad para generar extrañeza, desafía narrativas dominantes, como también lo hizo Rineke Dijkstra en sus retratos fotográficos, o las reflexiones de K. Gergen sobre la construcción social del conocimiento (Elorza Ibáñez de Gauna, Martínez López, & Claramonte Arrufat, 2018).

El volumen se organiza en tres bloques principales:

— *Metodologías creativas de investigación:* El primer bloque aborda cómo las artes ofrecen recursos innovadores para recoger y analizar datos. Ejemplo de ello es el proyecto de Amparo Alonso-Sanz, que combina enfoques estéticos y metodológicos híbridos para entender la percepción de los niños en entornos educativos. Regina Guerra y Maria Altuna, por su parte, exploran historias de vida, reivindicando relatos colectivos como herramienta de investigación.

— *El arte como recurso interdisciplinar:* Aquí se examina cómo el arte y la creatividad pueden transformar paradigmas educativos rígidos. Ricardo González y Fernando Sáez defienden una educación interdisciplinar y transversal, donde las nuevas tecnologías catalizan la creatividad, como ejemplifican Carolina Martín, Diego Calderón y Josep Gustems al unir arte y música mediante TIC. En este sentido, el arte y la tecnología, bien utilizados, reconstruyen identidades y modos de enseñar.

— *Modos de hacer:* Este bloque celebra prácticas experimentales que generan conocimiento. María Caro, al conectar relato y fotografía secuencial, o Silvia Martí Marí con su exploración del "hazlo tú mismo" y los makerspaces, destacan el potencial del arte como herramienta colaborativa y sostenible. Espacios como Hirikilabs, laboratorio creativo que fomenta proyectos de base, son ejemplos de pedagogías autogestionadas y lúdicas. El texto cierra con dos conceptos clave: el aprendizaje cooperativo, donde las metodologías autogestionadas potencian la creatividad en el ámbito universitario, y el juego como recurso educativo, con propuestas como la de Magdalena Jaume, quien celebra lo lúdico como forma de percepción libre y reflexiva. En suma, Culturas de la creatividad propone un giro radical: entender la investigación y la educación no como acumulación de datos, sino como espacios abiertos donde la intuición, el arte y el juego transforman nuestra mirada del mundo. La creatividad no solo ofrece respuestas; nos enseña a formular preguntas capaces de abrir territorios inexplorados.

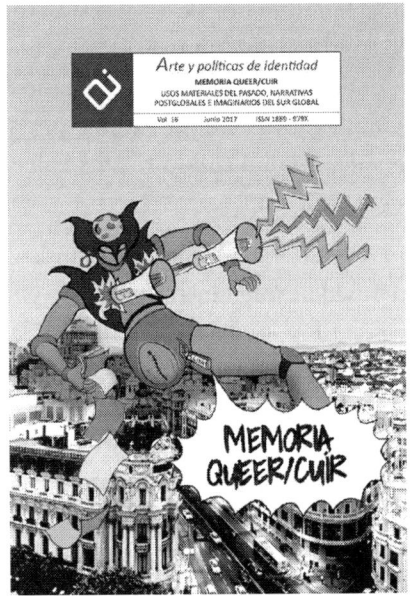

Fig.2 Volumen 16 de revista *Arte y políticas de identidad*. Recuperado de: https://revistas. um.es/reapi/issue/view/16341

MEMORIA QUEER/CUIR Y SUS NARRATIVAS POSTGLOBALES

El volumen 16 enfocado en las representaciones de *La memoria queer/cuir: usos materiales del pasado, narrativas postglobales e imaginarios del sur global*, aborda la memoria como un acto de investigación en arte y estética, explorando sus dimensiones culturales, sociales y políticas, y contribuyendo a los Estudios Culturales y Estudios Queer/ Cuir. Coordinado por Virginia Villaplana, Sayak Valencia, Rián Lozano y Coco Gutiérrez en 2017. Se propone una crítica queer a la construcción de la cultura visual de la sexualidad, considerando la memoria material y la agencia como prácticas políticas que desafían las normas dominantes de género, sexo, raza, identidad y autoridad. Este enfoque se inspira en teóricas como Monique Wittig y Adrienne Rich, quienes cuestionaron la heterosexualidad obligatoria y promovieron procesos colectivos de resignificación (Villaplana Ruiz, Valencia, Lozano, & Gutiérrez Magallanes 2018). En el contexto del sur global, el término "queer" ha sido objeto de debate. Autores como Bryan Epps han señalado que su significado original en inglés no se traduce directamente a contextos hispanohablantes. Sin embargo, la adaptación a "cuir" en Latinoamérica refleja una reconfiguración epistémica y visual, estableciendo puentes transnacionales que reconocen vulnerabilidades históricas compartidas y resistencias frente a epistemologías coloniales y fascistas.

Los artículos de este número exploran los usos materiales del pasado en narrativas postglobales y los imaginarios del sur global. Se analizan prácticas culturales que confrontan la normatividad occidental sobre la sexualidad, proponiendo epistemologías y metodologías alternativas para el uso teórico, artístico y, en algunos casos, decolonial del término queer. Además, se discute la repolitización de la memoria material queer/cuir y la agencia cultural, considerando el giro afectivo propuesto por teóricas como Sedgwick y Ahmed. Este enfoque comprende la agencia cultural y la experiencia narrativa como conocimientos corporizados, centrales en el debate sobre la construcción de la memoria queer/cuir y la emergencia de narrativas queer/cuir feministas. Este número ofrece una reflexión profunda sobre cómo las memorias queer/cuir actúan como estrategias de deconstrucción e impugnación de discursos heteronormativos, racistas y patriarcales, especialmente en el sur global. Invita a repensar las prácticas culturales y artísticas desde una perspectiva crítica y decolonial, reconociendo la diversidad y complejidad de las experiencias queer/cuir en diferentes contextos geopolíticos.

IMÁGENES CONTEMPORÁNEAS DE LA MOVILIDAD Y GEOPOLÍTICAS DE LA DIFERENCIA

En este apartado temático destacamos dos volúmenes, el 17 y 18. El volumen 17 *Imágenes Contemporáneas de la Movilidad: desplazamientos, Encuentros y Extravíos Visuales para Descolonizar Imaginarios y Cuerpos*, y el volumen 18, *Geopolítoicas de la diferencia: Discusiones sobre género y migración en la cultura visual contemporánea*, nacieron específicamente con motivo de los resultados *del I Congreso Internacional Arte y Políticas de Identidad 2017, visualidades, narrativas migratorias, transnacionalidad y género en el arte contemporáneo*, centrado en analizar —desde el panorama artístico actual y bajo una perspectiva amplia y transdisciplinar— las dinámicas y procesos migratorios globales, centrando la atención en los acaecidos en los últimos años, como la llegada masiva de refugiados e inmigrantes a Europa procedentes de Siria, Afganistán, Eritrea, Nigeria o Somalia entre otros muchos países. Estos desplazamientos están motivados por causas de distinta índole que, en opinión de la socióloga Saskia Sassen, cada vez se alejan más de la búsqueda de la prosperidad económica, para aproximarse a cuestiones vinculadas con la supervivencia ante la "pérdida masiva de hábitat". Diariamente miles de personas se ven obligadas a marcharse de sus países natales debido a conflictos bélicos, gobiernos dictatoriales, desertificación o inundación de las tierras, sustitución de la economía local por la global a través de las grandes multinacionales o del turismo, apropiación del territorio por parte de naciones con un mayor PIB o de empresas privadas extranjeras..., y así hasta un largo etcétera que evidencia que la tradicional división entre Oriente/Occidente, lejos de desaparecer, se acentúa y que la lógica colonial —en sus diferentes variantes— pervive muy intensamente en el mundo actual.

El volumen 17 *Imágenes Contemporáneas de la Movilidad*, coordinado por Belén Romero, Dagmary Olivares y Danny Armando González en el 2017, es un denso compendio de lo que somos y de cómo nos desplazamos. Un cruce de caminos que, como en toda buena narración contemporánea, mezcla las miserias de la humanidad con la mirada crítica de quienes aún tienen algo que contar. Fue un volumen que aborda la movilidad geopolítica entre sures y nortes, ese viejo y persistente relato colonial que, disfrazado de modernidad y control fronterizo, no cesa de reconfigurar nuestra civilización global (Romero Caballero, Olívar Graterol, & González Cueto, 2018). Las páginas iniciales abren fuego con la frontera europea, convertida en una maquinaria despiadada que rastrea y niega cuerpos migrantes, refugiados y desplazados, bajo la sutil excusa de políticas administrativas. Marina Pastor y Raúl León describen ese muro sin ladrillos, esa línea móvil que no conoce geografía fija, pero sí radares, CIEs y burocracia letal. Carolina Martínez López, por su parte, lleva el drama sirio al teatro, demostrando cómo las artes escénicas, tan antiguas como la misma Europa que los rechaza, devuelven humanidad a las tragedias de Oriente Próximo. Más adelante, el volumen se aventura en geografías íntimas y colectivos invisibles. Las mujeres del Sur Global son protagonistas de la sección Entre-cruzando fronteras, donde artistas como Xesqui Castañer y Viviana Silva denuncian mediante fotografía y prácticas comunitarias el peso de un colonialismo que aún las ahoga, ya sea en Marruecos o en la chilena Isla Lemuy. Porque, como siempre, los megaproyectos y las lógicas extractivas no entienden de culturas locales ni de memorias tejidas.

El tramo final es pura rebeldía performativa. Los cuerpos, los márgenes y las cartografías queer son el escenario de combates lingüísticos y artísticos. Pedro Lemebel y Reinaldo Arenas, voces insurrectas del exilio, escriben con sus cuerpos y su sexualidad una denuncia que arde en los márgenes latinoamericanos, mientras Conchita Jurado, en el México posrevolucionario, anticipa con sátira y performance una crítica feroz al capitalismo y a las identidades impostadas. Aquí se mezcla todo: el teatro documental, la crítica feminista, las migraciones inhumanas, el viejo orden colonial que aún manda y los cuerpos que resisten. Desde la escena uzbeka de Inmaculada Abarca hasta la obra de Annabel Castro e Iris Pérez Romero, este volumen es un espejo roto de nuestro tiempo. Una cartografía visual, cultural y política que duele, pero que también obliga a pensar. Y a no olvidar que, aunque todo se mueve, los fantasmas de siempre siguen al acecho.

En el volumen 18 *Geopolítoicas de la diferencia,* el foco está claro: género, migración y las tensiones históricas que atraviesan a los sujetos silenciados por el colonialismo de siempre (Ibarra Cáceres, Bravo López, & Arce, 2018). Un cruce de caminos donde la cultura visual no es mera estética, sino pólvora cargada de denuncias y resistencias. El hilo conductor, como en cualquier tragedia contemporánea, es la diferencia: ese lugar incómodo donde las mujeres, los migrantes y las disidencias son interpelados, reprimidos y, a veces, escuchados.

— Adriana Martínez Noriega abre fuego desde México con El Evangelio según Santa Rita. Teatro, Biblia y feminismo en clave de parodia. Una bofetada al patriarcado católico y a la idea de mujer sumisa que nos vendieron desde el púlpito. Elena García-Oliveiros, por su parte, nos lleva a África y a Europa. Exilio queer revela el drama de las mujeres subsaharianas que huyen de la violencia patriarcal solo para ser invisibilizadas en los países de acogida. Performances, arte público y testimonios son su campo de batalla.

— De Irán, Rosalía Torrent Escaplés y Juncal Caballero Guiral retratan las contradicciones de las artistas iraníes, exiliadas o no, enfrentando el yugo del régimen islámico. Sus cuerpos y autorretratos metafóricos son el último bastión contra la censura, la desigualdad y la violencia. Mientras tanto, Erika Cecilia Castañeda nos lanza a la frontera mexicana con Transborder Immigrant

Tool, una acción artística que convierte la tecnología militar en un salvavidas para migrantes perdidos en el desierto. Poesía y desafío en una sola herramienta.

— En Europa, José Luis Panera analiza Eurovisión, ese espectáculo donde la "hermandad cultural" de los votos esconde complicidades políticas y diásporas que definen ganadores. Identidad nacional, inmigración y multiculturalidad, todo envuelto en una canción. Finalmente, Delicia Aguado-Peláez mira hacia Brasil con 3%, una serie que convierte la distopía en un espejo brutal de las desigualdades sociales, étnicas y económicas que ya conocemos: la élite que controla y los marginados que resisten.

Desde Irán hasta el desierto de Sonora, pasando por bienales, teatros y televisión, el Volumen 18 pone sobre la mesa algo más que derechos y reconocimientos. Los textos aquí reunidos no piden permiso: cuestionan el sistema mismo. Porque mientras las mujeres iraníes queman sus jihabs y los niños mexicanos son separados de sus familias en la frontera, queda claro que la dignidad humana sigue siendo el campo de batalla principal. Y este volumen, más que una reflexión, es un grito.

CONDICIÓN PRECARIA Y ARTE

Este volumen 19 *Condición precaria y arte*, surge fruto de una colaboración con el proyecto Prekariart, iniciado en 2014 en la Universidad del País Vasco (UPV-EHU). Se trata de una investigación multidisciplinaria sobre la precariedad laboral en el sector artístico y cultural. Su objetivo es analizar la falta de garantías y recursos que enfrentan los profesionales de este sector, explorando cómo la precariedad afecta no solo al ámbito laboral, sino también a todas las esferas de la vida. La investigación busca visibilizar las causas de esta situación y destacar formas de resistencia, tanto individuales como colectivas, para superar los obstáculos que perpetúan este estado de precariedad.

En 2018, el Congreso Internacional Prekariart en Bilbao reunió a expertos para reflexionar sobre las condiciones de trabajo en el arte contemporáneo, abordando las dimensiones económicas, sociológicas, psicológicas, legales, filosóficas y artísticas de la precariedad. La publicación recoge los resultados de este congreso y continúa la reflexión sobre cómo la precariedad se ha convertido en una estructura dominante que afecta a los artistas, quienes, a pesar de las adversidades, siguen adelante motivados por la pasión y el compromiso con su trabajo. El texto aborda cómo la precariedad no solo es una condición laboral, sino también un fenómeno global que permea las relaciones y estructuras del arte contemporáneo, exacerbado por la desinstitucionalización y la mercantilización de la creatividad. Sin embargo, algunos textos proponen que la precariedad puede ser un punto de partida para la reflexión teórica y práctica, explorando nociones como la marginalidad, la liminalidad y la performatividad en el arte.

ARTE Y ACTIVISMO EN EL ANTROPOCENO, CAPITALOCENO, CHTULUCENO

El concepto de Antropoceno ha trascendido su origen geológico y se ha convertido en un debate multidisciplinario que genera una amplia gama de proyectos artísticos, científicos y culturales. Aunque el término ha capturado la atención global, también ha sido criticado por tratar a la humanidad como un todo homogéneo, invisibilizando responsabilidades y luchas específicas. En este contexto, se exploran perspectivas alternativas como el Capitaloceno (de Jason W. Moore) y el Chtuluceno (de Donna Haraway), que buscan matizar la crisis ecológica desde enfoques más críticos y situados (Ortuño, de Soto, & Boj Tovar, 2019). Este volumen 20 *Arte y Activismo en el Antropoceno, Capitaloceno, Chtuluceno* publicado en 2019, coordinado por Pablo de Soto, Clara Boj y Pedro Ortuño, recoge diez propuestas que abordan la crisis ambiental actual desde el arte y el activismo, proponiendo reflexiones que cuestionan el impacto del Antropoceno en la humanidad y el medio ambiente. Algunas de las contribuciones más relevantes incluyen:

— Lorena Lozano explora cómo los testimonios orales y el arte sonoro pueden reflejar las identidades laborales colectivas en el contexto del declive industrial europeo.

— Ricardo Iglesias discute cómo las nuevas tecnologías y el concepto de Techno Sapiens podrían superar los límites biológicos humanos y ofrecer una nueva visión del cuerpo en el Antropoceno.

— Águeda Simó analiza el renacimiento de la Realidad Virtual en la creación artística, impulsada por avances en la computación gráfica y las interfaces físicas.

— Jose Manuel Bueso reflexiona sobre el concepto de Teotwawki (fin del mundo) y su relación con movimientos políticos como el anarquismo y la ecología profunda.

— José Luis Albelda Raga presenta una estética circular para el Capitaloceno, que responde a la crisis ambiental actual y propone una ética ecológica vinculada a la sustentabilidad.

— Nuria Sánchez-León investiga el arte transicional, un movimiento artístico que responde a los desafíos del Capitaloceno, particularmente en el contexto del Reino Unido.

— Karla Brunet analiza el trabajo artístico del Grupo Ecoarte en Brasil, que se enfoca en mares y ríos, proponiendo una estética medioambiental a través de la inmersión en la naturaleza.

Además, se presentan intervenciones artísticas como la de Maria Ptqk, con una exposición online sobre el Chtuluceno y sus "especies compañeras", y la obra de Paulinho Fluxus, quien trabaja con comunidades indígenas en Brasil, abordando los temas del Antropoceno y el Capitaloceno desde una perspectiva de resistencia social y ambiental. En resumen, este número explora cómo el arte y el activismo pueden ofrecer formas de resistencia y reflexión crítica ante la crisis ecológica global, proponiendo nuevas narrativas y prácticas que desafíen el statu quo del Antropoceno.

ARTE, INCLUSIÓN Y SOCIEDAD. NARRATIVAS VISUALES EN EL ÁLBUM ILUSTRADO Y LA ANIMACIÓN

El número 27 *Arte, Inclusión y Sociedad. Narrativas Visuales en el Álbum Ilustrado y la Animación* de la revista aborda la inclusión social y su relación con las artes visuales, especialmente a través de álbumes ilustrados y animación. La inclusión social, definida por la Unión Europea, busca asegurar que todas las personas, especialmente aquellas en riesgo de exclusión, tengan las oportunidades necesarias para participar plenamente en la vida social, económica y cultural. Este número explora cómo la narrativa visual puede representar a colectivos diversos y contribuir a una sociedad más inclusiva y tolerante (Hidalgo Rodríguez & Lapeña Gallego, 2022). Algunas de las propuestas publicadas analizan estas cuestiones como:

— Concha García González presenta un proyecto de animación creado por mujeres con discapacidad intelectual, usando la técnica de stop motion para contar una historia sobre apertura y conexión con la naturaleza y el trabajo en equipo.

— Marta Labad Arias analiza la precariedad laboral en la juventud a través de cuatro novelas gráficas que exploran temas como el desempleo, los sueños frustrados y las dificultades de los migrantes, reflexionando sobre la relación entre identidad y el trabajo.

— Denisse Torena Carro crea una novela gráfica centrada en la vida de su abuela, abordando las dificultades de las mujeres mayores en una sociedad machista, reivindicando su sabiduría y aportes a la sociedad.

— Fernando Luque Cuesta explora la necesidad de preservar la cultura rural frente a la agricultura industrial, en un álbum ilustrado que muestra cómo el cambio en los sistemas de producción afecta tanto a la biodiversidad como a las culturas rurales, sugiriendo una economía alternativa que combine saberes ancestrales y tecnología.

— Zaida Novoa reflexiona sobre la representación de la diversidad cultural en el cine de animación, analizando cómo los estereotipos pueden distorsionar o perjudicar a los colectivos representados, especialmente en un contexto globalizado y de apropiación cultural.

— Joan J. Soler Navarro presenta MUSEARI, un museo virtual que utiliza el cómic y el álbum ilustrado para promover la defensa de los derechos humanos y la visibilización de la diversidad sexual y los colectivos LGTBIQ+.

— María Jesús Aparicio González destaca el cine de animación como una herramienta educativa fundamental para abordar injusticias sociales, especialmente en lo que respecta a la infancia, utilizando películas basadas en hechos reales que muestran la falta de derechos y el sufrimiento infantil.

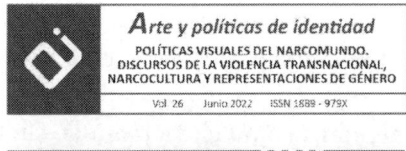

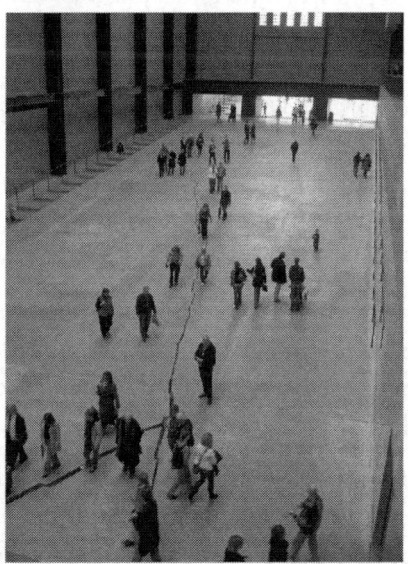

Figura 3. Volumen 26 de *Arte y políticas de identidad*.
https://revistas.um.es/reapi/issue/view/20831

Este número resalta cómo las narrativas visuales, tanto estáticas como animadas, son poderosas herramientas de inclusión social, que no solo representan, sino que también educan y fomentan la reflexión sobre temas sociales, laborales, de género y derechos humanos.

POLÍTICAS VISUALES DEL NARCOMUNDO: DISCURSOS SOBRE LA VIOLENCIA TRANSNACIONAL, NARCOCULTURA Y REPRESENTACIONES DE GÉNERO

El Volumen 26 *Políticas Visuales del Narcomundo: Discursos sobre la Violencia Transnacional, Narcocultura y Representaciones de Género* de la revista, coordinado por Alejandra León y Virginia Villaplana, examina la narcocultura como fenómeno social, económico y cultural desde una perspectiva global e interseccional. Enfocándose en la violencia transnacional y las representaciones de género, los artículos analizan el narcotráfico a través de sus expresiones artísticas y comunicativas. La narcocultura, entendida como el conjunto de símbolos, estéticas y narrativas ligadas al narcotráfico, ha evolucionado desde estudios literarios y musicales, como los narcocorridos, hacia una compleja red de consumos culturales mediada por plataformas digitales. Este fenómeno ha sido transformado en una forma de cultura global, facilitada por la net-narcocultura, definida por Villaplana y León, que destaca la creación, distribución y consumo de estas representaciones en internet (León Olvera, & Villaplana Ruiz, 2022).

El número presenta diversos estudios críticos que abordan las dinámicas de consumo, las identidades generadas en torno al narcotráfico y su relación con la violencia, utilizando un enfoque decolonial, de género e interseccional.

— Fernando Sáez Pradas analiza la narcoestética en el arte contemporáneo, mostrando cómo símbolos de poder asociados al narcotráfico (como Pablo Escobar) son transformados en íconos de opulencia y aspiración, reflejando la estética de la modernidad y las relaciones coloniales.

— Mayte Murillo Tenorio y Samuel Lagunas Cerda estudian las representaciones de las infancias en el cine mexicano del narcomundo, enfocándose en las películas Vuelven (2017) y Noche de fuego (2021). Su análisis resalta cómo estas producciones visibilizan las vidas de niños atrapados en contextos de narcoviolencia, ofreciendo una narrativa desde una perspectiva infantil.

— Luis Javier Cintrón-Gutiérrez investiga el uso de los memes en Puerto Rico, particularmente en Bayamón, una ciudad relacionada con el narcotráfico. A través de un análisis semiótico, el autor muestra cómo los memes actúan como una forma de representar y preservar la memoria cultural de la violencia urbana.

— María Martínez-Morales reflexiona sobre la violencia estetizada en el cine experimental del colectivo mexicano Los Ingrávidos. El artículo analiza cómo este colectivo crea contra-relatos a través de imágenes y archivos para cuestionar la representación de la violencia narco en los medios.

— Juan Antonio Fernández Velázquez explora el consumo de narcocorridos por la comunidad sinaloense en Los Ángeles, destacando cómo la música relacionada con el narcotráfico adquiere nuevos significados y funciones en el contexto de la migración, reforzando vínculos de identidad cultural.

— Gabrielle Pannetier-Leboeuf analiza el cine mexicano de serie B, centrado en la violencia narcocultural y su representación en el narcocine, un subgénero que comercializa la violencia extrema bajo lógicas neoliberales de "capitalismo gore".

— Diana Bejarano Coca estudia el trabajo performativo de la artista mexicana Lorena Wolffer, quien usa el arte para denunciar la violencia extrema contra las mujeres en la narcocultura, particularmente el feminicidio, proponiendo el arte como una forma de resistencia cultural y social.

Los artículos propuestos ofrecen un análisis profundo y multifacético del narcomundo, explorando cómo las imágenes, representaciones y estéticas asociadas al narcotráfico se han diseminado globalmente. Este fenómeno se ha reconfigurado en la era digital, transformando el consumo cultural en un fenómeno de masas. La net-narcocultura se presenta como un elemento omnipresente en la vida cotidiana, no solo asociado al crimen, sino también a las formas de resistencia artística y la producción cultural en plataformas digitales.

REFERENCIAS

Arce Padrón Y., Garrido Castellano, C., & Alcaide Ramírez A. (2015). Introducción. *Arte y Políticas de Identidad*, *13*(13), 11-12. https://revistas.um.es/reapi/article/view/250871

Cilleruelo., L., Peña Zabala M., & Aberasturi-Apraiz, E. (2016). Introducción: ¿Por amor al arte? y otros monstruos contemporáneos. *Arte y Políticas de Identidad*, *14*(14), 11-16. Recuperado a partir de https://revistas.um.es/reapi/article/view/280351

Elorza Ibáñez de Gauna, C., Martínez López, J., & Claramonte Arrufat, J. (2018). Introducción. *Arte y Políticas de Identidad*, *19*, 9-12. https://revistas.um.es/reapi/article/view/359721

Hidalgo Rodríguez, M. C., & Lapeña Gallego, G. (2022). Introducción. *Arte y Políticas de Identidad*, *27*(27), 10-12. https://revistas.um.es/reapi/article/view/552601

Ibarra Cáceres, A., Bravo López, L., & Arce, Y. (2018). Introducción: Geopolíticas de la diferencia: discusiones sobre género y migración en la cultura visual contemporánea. *Arte y Políticas de Identidad*, *18*(18), 11-14. https://revistas.um.es/reapi/article/view/335971

León Olvera, A., & Villaplana Ruiz, V. (2022). Introducción. *Arte y Políticas de Identidad*, *26*(26). https://revistas.um.es/reapi/article/view/532631

Ortuño Mengual, P., de Soto, P., & Boj Tovar, C. (2019). Introducción. *Arte y Políticas de Identidad*, 20, 9-11. https://revistas.um.es/reapi/article/view/403311

Romero Caballero, B., Olívar Graterol, D., & González Cueto, D. A. (2018). Introducción. Imágenes contemporáneas de la movilidad: desplazamientos, encuentros y extravíos visuales para descolonizar imaginarios y cuerpos. *Arte y Políticas de Identidad, 17*(17), 9-12. https://revistas.um.es/reapi/article/view/319931

Villaplana Ruiz, V., Valencia, S., Lozano, R., & Gutiérrez Magallanes, C. (2018). Introducción. Memoria queer/cuir: usos materiales del pasado, narrativas postglobales e imaginarios del sur global. *Arte y Políticas de Identidad, 16*(16), 9-14. https://revistas.um.es/reapi/article/view/31721

9. Reimaginando el arte/educación: las revistas *Encanterias* y *Apotheke* en la construcción de saberes en artes visuales

Fábio Wosniak
UNIFAP, Brasil

> *Es maravilloso que todavía existan estas memorias en las tradiciones de cientos de pueblos, ya sea en las Américas, en África, en Asia... Estas narrativas están presentes, tan hermosas que logran dar sentido a las experiencias singulares de cada pueblo en diferentes contextos de experimentación de la vida en el planeta... cuando dirijo mi mirada a otros lugares de la Tierra, las cartografías soñadas que veo incluyen aquella imagen fantástica del astronauta que, mirando desde el cielo, exclamó: "¡La Tierra es azul!". El planeta es realmente maravilloso y está abrazado, en varias tradiciones de pueblos amerindios —desde Tierra del Fuego hasta Alaska—, por una poética impregnada de sentido maternal.*
>
> Ailton Krenak, 2022.

Este texto examina la experiencia del autor en la edición de dos revistas en línea dedicadas al Arte/Educación en Brasil. Durante una década, el autor ha trabajado como editor asociado de la revista *Apotheke*, y actualmente está involucrado en el lanzamiento de la *Revista Encanterias*. La creación de la revista *Encanterias* fue inspirada por reflexiones sobre los saberes producidos en el contexto de la Amazonía brasileña y América Latina. Esta nueva publicación se propone valorar y difundir los saberes tradicionales de comunidades ribereñas, indígenas y afrodescendientes, que a menudo son marginados por conocimientos hegemónicos que tienden a subalternizar sus voces y prácticas culturales disidentes.

Las revistas de arte/educación en Brasil desempeñan un papel fundamental en la divulgación del conocimiento y en la promoción de prácticas innovadoras en el sector educativo. En este contexto, dos instituciones se han destacado por su contribución al desarrollo académico y científico: la CAPES (Coordinación de Perfeccionamiento de Personal de Nivel Superior) y SciELO (Scientific Electronic Library Online). La CAPES, una entidad del Ministerio de Educación creada en 1951, tiene como misión promover y garantizar la calidad de la educación de posgrado en el país. Sus funciones principales incluyen la evaluación de programas de posgrado, el fomento a la investigación a través de becas de estudio, la cooperación internacional, la capacitación de docentes y la clasificación de revistas científicas mediante el sistema Qualis CAPES. Esta estructura contribuye significativamente a asegurar elevados estándares de enseñanza e investigación, impulsando el avance científico y la innovación en Brasil.

Por otro lado, SciELO, creada en 1998, es una biblioteca electrónica que busca aumentar la visibilidad, accesibilidad y calidad de la producción científica de América Latina y el Caribe. La plataforma promueve el acceso abierto a artículos científicos, ampliando la visibilidad y el impacto de las investigaciones regionales. SciELO es rigurosa en sus criterios de selección para garantizar la inclusión de revistas de alta calidad, promoviendo el desarrollo académico a través de su amplitud regional e integración con sistemas globales.

En el escenario específico del arte/educación, la relevancia de estas iniciativas se refleja en los datos cuantitativos: la CAPES lista 83 revistas de arte/educación entre sus 812 revistas de artes, mientras que SciELO, con su cobertura de lingüística, letras y artes, aún no cuenta con revistas específicas de arte/educación. Dentro de este panorama, emergen publicaciones como la revista *Apotheke* (UDESC) y la *Revista Encanterias de Artes Visuales y Arte/Educación* (UNIFAP). *Apotheke*, creada en 2014, surgió del esfuerzo de investigadores por explorar las intersecciones entre pintura y arte/educación, valorando la práctica artística en conexión con la docencia. Por su parte, la *Revista Encanterias* representa la continuidad de un proyecto editorial iniciado en 2024, centrado en el estudio crítico y disidente del arte/educación en América Latina.

Estas revistas, con sus distintos enfoques y desafíos, reflejan la diversidad y pluralidad de las prácticas de arte/educación en Brasil, promoviendo una reflexión continua sobre las políticas editoriales, desafíos académicos y oportunidades de innovación en las publicaciones científicas. Al fomentar un arte/educación crítico y contextualizado, estas publicaciones no solo fortalecen la producción académica, sino que también promueven una práctica educativa más inclusiva y representativa de las múltiples voces y realidades culturales brasileñas. La *Revista Encanterias* pretende ser un espacio de resistencia y valorización de estos saberes, reconociendo su importancia y contribuyendo a su visibilidad en el ámbito académico y cultural. Al enfatizar la diversidad del conocimiento producido en la Amazonía y en los países de América Latina, la revista busca desafiar las narrativas dominantes, promoviendo un Arte/Educación que sea inclusivo y representativo de las múltiples perspectivas culturales y sociales existentes en estas regiones. En este sentido, la *Revista Encanterias* no solo destaca la relevancia de los conocimientos tradicionales, sino que también busca fomentar el diálogo entre culturas, incentivando el intercambio de experiencias y prácticas entre diferentes comunidades e investigadores. Al adoptar un enfoque disidente, la publicación pretende deconstruir las barreras impuestas por los saberes hegemónicos, creando un ambiente de aprendizaje y colaboración que reconozca y valore la pluralidad de voces.

Por otro lado, a lo largo de sus diez años de existencia, la revista *Apotheke* se ha destacado por revelar las múltiples posibilidades teórico-metodológicas que emergen de la intersección entre práctica artística y práctica docente. Sus publicaciones han desempeñado un papel esencial al tensionar el lugar del arte en el arte/educación, proponiendo un campo de reflexión crítica que desafía a los investigadores a reconsiderar paradigmas establecidos. La revista *Apotheke* se ha convertido en un foro para debates que promueven la experimentación en las metodologías de enseñanza y prácticas artísticas. Al reunir contribuciones de diversos investigadores y artistas, la revista fomenta un diálogo dinámico que investiga cómo el arte puede integrarse de manera más significativa e impactante en el contexto educativo.

El futuro de la revista *Apotheke* y de iniciativas como la *Revista Encanterias* reside en su capacidad de continuar incentivando enfoques que trasciendan fronteras disciplinares y culturales. Al hacerlo, estas publicaciones contribuyen significativamente a la formación de profesores, artistas e investigadores capaces de responder de manera creativa y crítica a los desafíos contemporáneos.

UN ENFOQUE ALTERNATIVO EN EL ARTE/EDUCACIÓN: DE LA REVISTA *APOTHEKE* AL CONTEXTO AMAZÓNICO — *REVISTA ENCANTERIAS*

La experiencia adquirida con la revista *Apotheke* fue fundamental para comprender la dinámica de gestionar una publicación en línea centrada en arte/educación. Sin embargo, en 2022, ocurrió un cambio significativo en mi trayectoria académica al dejar Florianópolis, Santa Catarina/Brasil, para asumir un nuevo desafío en Macapá, en el estado de Amapá/Brasil, ubicada en la región amazónica. Esta transición fue motivada por mi aprobación en un concurso para la Universidad Federal de Amapá, un proceso común para la inserción de profesionales académicos en universidades públicas en Brasil, donde muchos construyen sus carreras. El cambio geográfico y cultural amplió significativamente mi perspectiva personal y profesional, al mismo tiempo que requirió la adaptación de las lecciones aprendidas en Apotheke a un nuevo contexto académico y social. La Amazonía, con su vasta diversidad cultural y biológica, no es solo un refugio para innumerables especies de flora y fauna, sino también un mosaico de culturas indígenas, ribereñas y quilombolas. Este entorno me brindó la oportunidad de repensar prácticas pedagógicas y artísticas, considerando la conexión intrínseca entre cultura, ambiente e identidad local. La experiencia en Macapá despertó un nuevo enfoque educativo que valora el conocimiento tradicional y la conservación ambiental.

Inspirado por el trabajo del Prof. Dr. Fábio Rodrigues de la Universidad Regional del Cariri (2021), comencé a desarrollar un enfoque teórico-metodológico desde la perspectiva del Arte/Educación Disidente — Enfoque de las Encanterias —, un enfoque que desafía las convenciones dominantes en la enseñanza de las artes, promoviendo una educación crítica y contextualizada. Este enfoque fomenta prácticas artísticas y educativas profundamente arraigadas en realidades locales, atentas a las voces disidentes. Se reconoce la importancia de una pedagogía de las artes visuales que educa y empodera a las comunidades para que sean agentes activos en la preservación de sus culturas y ecosistemas.

Este enfoque disidente se está consolidando en los procesos de orientación de las investigaciones de los estudiantes. Se observa un deseo genuino de investigar contextos y prácticas artísticas que dialogan con sus poéticas a lo largo del curso de licenciatura en artes visuales/UNIFAP. Sin embargo, aún persiste una cultura que puede desalentar a los estudiantes de licenciatura a integrar sus prácticas artísticas con la docencia en artes visuales. Los currículos, a menudo moldeados por políticas públicas, tienden a priorizar disciplinas teóricas, descuidando componentes prácticos esenciales, como el dibujo, la pintura y la escultura. Además, estas disciplinas teóricas frecuentemente reflejan una perspectiva descontextualizada, enfatizando teóricos del norte global, en detrimento de voces diversas y locales.

El Arte/Educación Disidente (Costa, 2021; Wosniak 2022, 2023, 2024) surge como una respuesta a la necesidad de transformar las prácticas pedagógicas tradicionales, muchas veces limitadas por perspectivas homogéneas y excluyentes. Este enfoque desafía la norma establecida al integrar la diversidad de experiencias culturales y artísticas de los estudiantes, promoviendo un ambiente de enseñanza que no solo reconoce, sino que celebra las diferencias. Al incentivar a los estudiantes a incorporar sus prácticas artísticas en el contexto educativo, el Arte/Educación Disidente busca explorar formas inventivas de aprendizaje que sean tanto inclusivas como representativas de las múltiples identidades culturales presentes en el aula. Este enfoque teórico-metodológico no se trata solo de la transmisión de conocimiento; se trata de crear un espacio donde los estudiantes se sientan empoderados para investigar sus historias y experiencias personales, integrándolas en sus prácticas artísticas y pedagógicas.

Según destaca Wosniak (2022), este enfoque debe estar intrínsecamente ligado al compromiso con el derecho a garantizar la vida, desafiando los procesos de desaprendizaje que perpetúan la opresión y niegan la existencia de voces disidentes. En este contexto, el Arte/Educación Disidente no se limita a una simple inclusión superficial, sino que propone una reevaluación crítica de los currículos educativos que frecuentemente marginan las experiencias de personas disidentes sexuales, de género, raciales y de clase. Al hacer esto, busca desmantelar los sistemas que históricamente han silenciado estas voces, promoviendo una educación que refleje la complejidad y el poder de la diversidad humana. Esta pedagogía crítica y comprometida desafía a profesores y estudiantes a reconocer y valorar la pluralidad de perspectivas, fomentando un entorno de aprendizaje que sea verdaderamente democrático e inclusivo. Wosniak (2022, p.13) subraya la importancia de rechazar la complicidad con conocimientos opresivos, promoviendo así un espacio de aprendizaje que defienda y afirme la dignidad de todas las personas, independientemente de sus identidades sociales. En este escenario, la Amazonía se destaca como un vasto territorio compuesto por nueve estados, formando la Amazonía Legal. Esta área promueve el desarrollo económico y la preservación de los recursos naturales. La diversidad lingüística es otra característica destacada, con cerca de 150 a 180 lenguas indígenas aún habladas, cada una representando una parte vital de la identidad cultural de los pueblos indígenas.

Reflexionando sobre esta diversidad, coordino el Grupo de Investigación en Experiencias y Disidencias en las Artes Visuales — CNPq/ UNIFAP, que comenzó como un grupo de estudio y evolucionó a un grupo de investigación en 2022. Este colectivo reúne a investigadores de Brasil, México y Estados Unidos, dedicados a investigar experiencias y disidencias en el campo de las artes visuales, buscando desafiar narrativas convencionales y promover otras formas de entender y practicar el arte/educación. Desde 2022, nuestros esfuerzos se han concretado en publicaciones, como el ebook *Experiencias disidentes: pensamientos desobedientes en el arte contemporáneo*, que explora prácticas artísticas y educativas no hegemónicas. En 2024, lanzamos un proyecto editorial para la creación de la *Revista Encanterias de Artes Visuales y Arte/Educación*, con el objetivo de reflexionar sobre los contextos de enseñanza de las artes visuales en América Latina. Con políticas editoriales definidas, la revista está programada para lanzar su primer volumen en enero de 2025. Contará con contribuciones de artistas y profesores de toda América Latina, promoviendo nuevas maneras de pensar la enseñanza de las artes visuales y las temáticas de revistas en arte/educación.

Con una perspectiva plural, la revista acoge trabajos inéditos en una variedad de idiomas, incluyendo portugués, español, inglés y lenguas indígenas, siempre que estén acompañados de traducción. La diversidad de formatos aceptados, tales como artículos, traducciones, entrevistas y ensayos visuales o audiovisuales, refleja su compromiso con la promoción de una amplia gama de expresiones artísticas y culturales. Como periódico en línea, la *Revista Encanterias* busca fomentar la diversidad artística y cultural, ofreciendo una plataforma continua para contribuciones académicas. Además, la revista organiza convocatorias temáticas semestrales, incentivando la presentación de trabajos que dialoguen con los temas propuestos, contribuyendo así a un debate académico que valora la diversidad humana de saberes. Este enfoque garantiza un espacio dinámico y constantemente renovado para la reflexión crítica sobre las intersecciones entre arte, educación y sociedad.

UN ESPACIO PARA EXPERIMENTAR LAS INVESTIGACIONES ENTRE PRÁCTICA ARTÍSTICA Y PRÁCTICA DOCENTE: *REVISTA APOTHEKE*

La revista *Apotheke*, vinculada al Programa de Posgrado en Artes Visuales de la Universidad del Estado de Santa Catarina/Brasil (PP-GAV/UDESC), es una publicación académica clasificada como A3 en el sistema Qualis-Capes (2017-2020). Dedicada a la difusión de trabajos inéditos en el área de Arte Educación, la revista abarca una amplia gama de investigaciones y prácticas artísticas y educativas, bajo un prisma teórico-práctico. El objetivo de *Apotheke* es publicar artículos, ensayos visuales y notas de experiencia que resulten de investigaciones teóricas o empíricas, enfocadas en experiencias estético-artísticas-pedagógicas. La revista busca servir como un espacio para reflexiones teóricas, combinando investigaciones académicas con prácticas artísticas. Enfatiza la originalidad y exclusividad de los trabajos sometidos, no aceptando aquellos que estén bajo consideración simultánea en otras revistas. Operando bajo el principio de acceso abierto, *Apotheke* no cobra tasas de procesamiento para la presentación y publicación de los artículos, facilitando la democratización del conocimiento.

Aunque el portugués es el idioma principal en Brasil, la revista también acepta publicaciones en inglés y español, ampliando su alcance y accesibilidad a una audiencia internacional. Esta política lingüística fomenta un diálogo multicultural e interdisciplinario, esencial para enriquecer las discusiones académicas en el área de arte/educación. El público objetivo de *Apotheke* incluye estudiantes, profesores, investigadores y artistas profesores investigadores del área de Artes Visuales, además de lectores interesados en las intersecciones entre arte, educación y práctica pedagógica en artes visuales. *Apotheke* desempeña un papel relevante al proporcionar una plataforma para la difusión de conocimientos y prácticas en el campo de las Artes Visuales y sus interacciones con la enseñanza y el aprendizaje. Al acoger una diversidad de perspectivas y experiencias, la revista contribuye significativamente a la expansión y profundización del debate académico en arte/educación. La revista surgió de una necesidad identificada durante los encuentros del Grupo de Estudios Estudio de Pintura Apotheke. El Grupo de Estudios Estudio de Pintura Apotheke comenzó sus actividades en febrero de 2014, reflejando las investigaciones de posdoctorado de la Prof. Dra. Jociele Lampert en la Columbia University — Teacher College, en Nueva York, y sus inmersiones en el taller de Vermont. Como grupo de estudios en el ámbito universitario, el Apotheke está vinculado al Programa de Posgrado en Artes Visuales (PPGAV/UDESC), especialmente en la línea de Investigación de Enseñanza de Artes Visuales, además de integrar el Grupo de Investigación Entre Paisaje — CNPq/UDESC. Desde el inicio, la intención fue estructurar un grupo donde las personas pudieran reunirse para estudiar pintura, sin la pretensión de formar un colectivo de artistas. El objetivo al fundar este grupo de estudios era crear un espacio potente que articulara investigación artística y arte/educación, especialmente para acoger a estudiantes de posgrado y a los orientados de la coordinadora del proyecto.

El desafío constante que el grupo presenta a sus miembros es reflexionar sobre el significado de estar presente, frecuentemente semanalmente, ante propuestas estético-artísticas en el campo de las artes visuales y el arte/educación. Esta reflexión continua es fundamental para fortalecer la conexión entre la práctica artística y la formación educativa, nutriendo tanto el desarrollo personal como el académico de sus participantes.

A partir de las interacciones con los participantes del grupo de estudios y de las investigaciones realizadas por los orientados de maestría y doctorado, surgió la necesidad de crear un espacio que no solo albergara los resultados de estas investigaciones, sino que también estableciera diálogos con otros investigadores interesados en la articulación entre la práctica artística y la práctica docente. Así nació la publicación en línea *Revista Apotheke*, como resultado del esfuerzo de las investigaciones que emergieron de este grupo de personas. Así nació la revista *Apotheke* en 2014. La iniciativa fue liderada por la profesora Dra. Jociele Lampert. El objetivo era desarrollar una revista enteramente dedicada a investigaciones en arte/educación, valorando la articulación entre práctica artística y docencia. En 2014, este enfoque era aun relativamente nuevo, especialmente en lo que se refería al binomio artista-profesor. Además de explorar la temática de la pintura en conexión con el arte/educación y la compleja dinámica entre ser artista y profesor, el grupo también se dedicaba a lecturas profundas de las obras de John Dewey, destacando especialmente el libro *Art as Experience*.

Actualmente, la revista *Apotheke* cuenta con 25 ediciones publicadas, abordando una variedad de temas que van desde la filosofía de la enseñanza de artes visuales hasta la práctica artística en conexión con la docencia, además de investigaciones en lenguajes artísticos en el contexto educativo de artes visuales. La revista tiene una periodicidad cuatrimestral, lanzando tres volúmenes por año. En la evaluación del cuatrienio 2017-2020 de CAPES, *Apotheke* fue clasificada con el Qualis A3, reflejando su relevancia y calidad académica. La revista *Apotheke* enfrenta varios desafíos en su trayectoria, especialmente en lo que respecta al mantenimiento de un equipo editorial cohesionado y alineado con los objetivos de las políticas editoriales. Uno de los principales desafíos es el proceso de evaluación por pares, que requiere evaluadores comprometidos y criteriosos para garantizar la calidad y la relevancia de los artículos publicados. La búsqueda de evaluadores experimentados, que puedan ofrecer retroalimentación constructiva y criteriosa, es una tarea continua y esencial para mantener los estándares editoriales elevados.

Otro aspecto desafiante es la estructura del equipo editorial. Con excepción del editor jefe y el editor asociado, los demás editores son itinerantes, ya que están compuestos por los orientados de maestría y doctorado de la Prof. Dra. Jociele Lampert. Esta característica trae tanto oportunidades como desafíos. Por un lado, permite que la revista se beneficie de nuevas perspectivas e ideas aportadas por los estudiantes en formación, lo que enriquece el contenido y promueve una constante renovación intelectual. Por otro lado, la naturaleza transitoria de esta composición exige esfuerzos continuos para asegurar que todos estén alineados con las directrices editoriales de la revista y comprometidos con su misión. La vinculación de la revista *Apotheke* al programa de posgrado en Artes Visuales de la Universidad del Estado de Santa Catarina (UDESC) también trae desafíos y responsabilidades adicionales. Esta conexión requiere una colaboración estrecha entre la revista y el programa, garantizando que la publicación no solo refleje los avances y tendencias de la investigación académica, sino que también contribuya significativamente al desarrollo del campo de estudio.

EXPERIMENTACIONES Y RECORRIDOS: EL CAMINO SE HACE AL ANDAR

El panorama de las revistas de arte/educación en Brasil revela un paisaje diversificado, reflejando la creciente importancia del campo en la academia. Las publicaciones actúan como plataformas vitales para la difusión de investigaciones innovadoras y prácticas pedagógicas que tematizan la intersección entre arte y educación. Este escenario está caracterizado por una pluralidad de enfoques teóricos y metodológicos que enriquecen el debate académico, ofreciendo comprensiones y perspectivas sobre el arte/educación como un campo interdisciplinario. Aunque el campo presenta desafíos, especialmente en lo que respecta a la elaboración de enfoques y currículos que resuenen con las necesidades locales, observamos el surgimiento de grupos de investigadores dedicados a innovar en estas áreas. Estos grupos buscan integrar contextos culturales y sociales específicos en las prácticas de arte/educación, promoviendo metodologías que valoran tanto el conocimiento local como las perspectivas globales.

La colaboración entre diferentes instituciones y la creciente red de investigadores han sido fundamentales para superar barreras y fomentar una práctica pedagógica más inclusiva y representativa. Tales iniciativas buscan desafiar los modelos educativos convencionales, desarrollando currículos que reflejan la diversidad y la complejidad de las experiencias culturales contemporáneas. Además, son notables los esfuerzos por incorporar tecnologías digitales y nuevos medios en las estrategias de enseñanza, ampliando el alcance y el impacto de las prácticas educativas. Esto no solo facilita el acceso al conocimiento, sino que también permite la creación de un entorno de aprendizaje más interactivo y dinámico. Estas transformaciones señalan un futuro prometedor para el arte/educación, donde el conocimiento es continuamente reinventado y la creatividad se sitúa en el centro del proceso educativo. Al promover una articulación más estrecha entre teoría y práctica, los nuevos enfoques en arte/educación tienen el potencial de preparar a estudiantes y profesores para enfrentar los desafíos del mundo contemporáneo con creatividad, empatía y crítica constructiva. En este escenario, se destacan las dos revistas mencionadas, no porque sean las únicas que se preocupan por la enseñanza y la formación docente en artes visuales, sino por sus enfoques específicos, que las hacen singulares en el contexto brasileño. La Revista Encanterias, por ejemplo, es pionera como el primer periódico en línea que trata específicamente sobre el arte/ educación y el arte/educación disidente en la región Norte de Brasil. Esa singularidad está arraigada en la manera en que Encanterias aborda las prácticas artísticas y educativas dentro del contexto amazónico y de América Latina, reflejando las preocupaciones y las voces de comunidades frecuentemente marginadas.

La elaboración de la *Revista Encanterias* fue inspirada por enfoques teóricos y prácticos que desafían los paradigmas tradicionales del arte y la educación, resonando con las ideas presentes en las obras de Pedro Pablo Gómez Moreno (2014) y Adolfo Albán Achinte (2015). Gómez Moreno, en *Estéticas fronterizas: diferencia colonial y opción estética decolonial*, resalta la importancia de reconocer y valorar las estéticas que emergen de los márgenes coloniales, proponiendo una opción estética decolonial que desafía el eurocentrismo predominante en el arte y la educación. Esta perspectiva incentiva una mirada crítica sobre las prácticas artísticas y educativas, promoviendo la inclusión de voces y experiencias que históricamente han sido silenciadas o subyugadas. La *Revista Encanterias*, al adoptar estas nociones, busca crear una plataforma que valore y amplifique los saberes locales de América Latina, destacando la importancia de las prácticas culturales y artísticas originadas de sus comunidades indígenas, ribereñas y afrodescendientes.

Adolfo Albán Achinte, en su trabajo *Artistas indígenas y afrocolombianos: entre las memorias y las cosmovisiones. estéticas de la re-existencia*, enfatiza la relevancia de las memorias y cosmovisiones en la construcción de identidades culturales y estéticas que resisten a las presiones homogeneizadoras de los modelos culturales dominantes. Él argumenta que las prácticas artísticas de comunidades indígenas y afrodescendientes son formas de "re-existencia", que no solo preservan, sino que también transforman y renuevan tradiciones culturales en respuesta a contextos contemporáneos. La *Revista Encanterias* incorpora esta noción de "re-existencia" en su misión, buscando mediante sus publicaciones no solo preservar, sino también celebrar y revitalizar las tradiciones culturales de las comunidades tradicionales de América Latina. Al hacer esto, la revista contribuye al diálogo intercultural, promoviendo una comprensión de las complejas interacciones entre memoria, identidad y expresión artística.

A partir de estas influencias teóricas, la *Revista Encanterias* se posiciona como una iniciativa que busca no solo documentar, sino también involucrarse activamente con las dinámicas culturales y sociales que moldean las prácticas de arte/educación. Creando un espacio para la diversidad estética y cultural, la revista pretende convertirse en una plataforma de intercambio de ideas y prácticas entre comunidades locales y académicos, incentivando la innovación y la experimentación en arte/educación. Así, Encanterias será un punto de encuentro para investigadores, artistas y educadores que comparten el compromiso de desafiar las narrativas dominantes. Al reflexionar sobre las contribuciones de Gómez Moreno y Albán Achinte, la revista reafirma su papel como un espacio de resistencia y regeneración cultural, promoviendo la inclusión y la valorización de las múltiples voces que componen el mosaico cultural de América Latina.

Por su parte, la revista *Apotheke* también se diferencia por su énfasis en la intersección entre práctica artística y práctica docente, creando un espacio para la experimentación y la reflexión crítica sobre el papel del arte en la educación. Ambas publicaciones ejemplifican el compromiso de fomentar un diálogo continuo sobre las prácticas educativas en artes visuales, promoviendo currículos y enfoques que no solo reconocen, sino que celebran la diversidad cultural como un elemento central del proceso de enseñanza-aprendizaje. Apoyada por las ideas de Lampert (2018), *Apotheke* adopta la perspectiva de que el taller de pintura sirve como un laboratorio esencial para la enseñanza y el aprendizaje en Artes Visuales. Este ambiente está diseñado para estimular tanto la práctica como la reflexión crítica, permitiendo que los estudiantes se involucren en procesos creativos que son simultáneamente experimentales y educativos. Tal enfoque fomenta la invención pedagógica y la ruptura con modelos tradicionales de enseñanza, enfatizando el arte como un campo de construcción de saberes esenciales para los procesos educativos.

En el contexto de estos talleres-laboratorios, la práctica artística se integra al currículo educativo de una manera que trasciende la simple transmisión de técnicas. Según Lampert (2018), esta integración promueve una pedagogía basada en la experiencia y el descubrimiento, donde alumnos y profesores colaboran activamente en la construcción del conocimiento. Este modelo participativo no solo inspira la experimentación y la creatividad, sino que también refuerza la importancia de la interculturalidad y la inclusión en el entorno educativo. Al alinear estas prácticas con los objetivos de la revista *Apotheke*, la publicación destaca el potencial del Arte para repensar la Educación. Reflexionando sobre los desafíos contemporáneos en arte/educación, Apotheke ofrece una plataforma dinámica para explorar nuevas metodologías que respondan a las complejas demandas de una sociedad plural y diversa. Estos esfuerzos no solo potencian el campo del arte/educación, sino que también reafirman el papel crucial de las publicaciones académicas en facilitar el intercambio de ideas innovadoras y prácticas efectivas.

La trayectoria de las revistas *Encanterias* y *Apotheke* evidencia el impacto significativo que las publicaciones académicas pueden tener en la promoción de prácticas educativas innovadoras e inclusivas en arte/educación. Cada una, a su manera, desafía los paradigmas establecidos, promoviendo un enfoque crítico que valora la diversidad cultural y la creatividad como pilares de la enseñanza y el aprendizaje. La *Revista Encanterias* se destaca por su dedicación a voces y saberes tradicionales, principalmente del contexto de la Amazonía, promoviendo un arte/educación disidente que cuestiona narrativas hegemónicas. En contraposición, la revista *Apotheke* se centra en la intersección entre práctica artística y práctica docente, proponiendo entornos de aprendizaje que fomentan la experimentación y la reflexión crítica. Juntas, estas publicaciones no solo amplían el alcance del debate académico, sino que también inspiran a una nueva generación de profesores y artistas comprometidos con la transformación social. Así, contribuyen decisivamente a la construcción de una educación en artes visuales que sea verdaderamente representativa y emancipadora.

REFERENCIAS

Albán Achinte, A. (2014). Artistas indígenas y afrocolombianos: Entre las memorias y las cosmovisiones. Estéticas de la re-existencia. En Z. Palermo, J. P. Mellado, & A. Albán Achinte (Eds.) *Arte y estética en la encrucijada descolonial* (pp. 53-73). Del Signo.

Gómez Moreno, P. P. (2015). *Estéticas fronterizas: Diferencia colonial y opción estética decolonial.* Universidad Distrital Francisco José de Caldas; Universidad Andina Simón Bolívar.

Lampert, J. (2018). O ateliê de pintura como um laboratório de ensino e aprendizagem em Artes Visuais. *Porto Arte: Revista de Artes Visuais, 23*(39). https://doi.org/10.22456/2179-8001.81947

Krenak, A. (2022). *Futuro ancestral.* Companhia das Letras.

Wosniak, F. (2022). Desaprendizagens — por uma arte/educação dissidente. En *Existências: Anais do 31º Encontro Nacional da ANPAP*. Recife, PE, Brasil. www.even3.com.br.

Wosniak, F., & da Silva Santos, E. (2024). Investigações poéticas dissidentes na comunidade amazônica de anajás: construir potência a partir de ritos ancestrais. *Revista da Fundarte, 59*, e1442. https://doi.org/10.19179/rdf.v59i59.1442

Wosniak, F. (2023). Saberes de encaterias na pesquisa e na formação inicial em artes visuais: percursos para uma arte/educação dissidente. En: *Formas de Vida — Anais do 32º Encontro Nacional da ANPAP*. Anais. Fortaleza (CE) IFCE. https://www.even3.com.br/anais/32anpap2023/668055-cachoeira/

10. La *Revista Sonda*, una historia de 12 años de trabajo colaborativo

Carlos Martínez Barragán
Universitat Politècnica de València

Las revistas científicas especializadas en el ámbito de las Bellas Artes son publicaciones recientes en comparación con las revistas científicas de las ciencias experimentales y de las ciencias humanas y sociales, como la psicología la antropología o la arqueología. La juventud de las revistas científicas especializadas en arte responde a la incorporación reciente de las escuelas de arte escuelas de diseño y artes y oficios a las universidades en los años sesenta, setenta u ochenta, dependiendo del país. La historia es como sigue. Los planes de estudio de 1978, fecha en que las Bellas Artes entraron en la Universidad, contemplaban un primer ciclo común y una serie de especialidades en el segundo ciclo. Las especialidades se mencionaban en el título de licenciado acreditando así la formación adquirida por el estudiante en uno de los muchos caminos curriculares o líneas de especialización que ofrecían los centros. Con la entrada en vigor de la LRU se inició el proceso de revisión de la carrera que culminó en la aprobación de unos nuevos planes para casi todas las Facultades, aunque cada una lo pusiera en marcha en fechas diferentes. El proceso no fue fácil dado que había que implantar el sistema de créditos, la estructura por materias y asignaturas —lo cual no siempre es lo más adecuado para la práctica y el aprendizaje del arte- y, además, desaparecían las especialidades como tales de la titulación. Quedaba únicamente la titulación generalista de Licenciado en Bellas Artes (ANECA, 2024). Antes de esa incorporación de las escuelas de artes aplicadas a las universidades, las revistas sobre arte tenían un carácter divulgativo e iban dirigidas a un público generalista. No había un gran número de ellas y su distribución estaba relacionada directamente con su consumo. Una situación diferente a la que sucedía en los Estados Unidos, donde revistas como *Art in America* son de difusión masiva y su precio es accesible a un público mayoritario que las utiliza como una guía de orientación sobre las nuevas tendencias del arte, como guía del ocio para consultar los eventos y exhibiciones que se realizaban en la ciudad y en las galerías importantes del país, y como guía de compra para los coleccionistas interesados. Por supuesto que el espíritu de estas revistas de divulgación no es el mismo que el de las revistas científicas, al menos en el campo de las bellas artes en España, empezando por el hecho de que no reciben financiación directa y, por lo tanto, no tienen un interés particular por promocionar a un artista en especial o a alguna galería o espacio de exhibición específico.

En España, las revistas de divulgación artística anteriores a 1980 son escasas. Podemos hacer este listado de algunas de las revistas que las academias e instituciones privadas publicaron sobre el arte y especialmente sobre historia del arte: *Archivo Español de Arte*, de 1940, *Archivo de Arte Valenciano* de 1915, *Boletín de la Real Academia de Bellas Artes de la Purísima Concepción* de 1930, *Lápiz* de 1982, *Exit* de 2000 (Vozmediano, 2013). Con la incorporación de las escuelas de arte a las universidades en 1980, empiezan a aparecer revistas universitarias dedicadas a la investigación en arte, a la historia del arte, a la estética y a los problemas de comunicación generada con los nuevos medios de comunicación masivos. Más tarde se agregarán a estas revistas publicaciones específicas sobre problemas del hecho artístico que se abordan como monografías o estudios especializados. Podemos hacer este otro listado sobre algunas de las revistas que comenzaron en los ochenta, su andadura dentro del ámbito editorial universitario. Muchas de ellas han desaparecido por diversas razones (razones que sería útil estudiar y analizar para entender los factores que han contribuido a su desaparición y que nos ayuden a entender el desarrollo de las artes en un momento determinado) y algunas siguen publicando, apoyándose en las instituciones universitarias y en un buen equipo humano: *Liño* 1980, *Atrio* 1988, *Artigrama* 1984, *Arte, Individuo y Sociedad* 1988, *Revista Ars Longa* 1990, *Ars Bilduma* 1989, *Anales de Historia del Arte* 1989 (Vozmediano, 2013).

Muchas de las revistas científicas universitarias comenzaron a publicar sus volúmenes al mismo tiempo que se implementaban y desarrollaban las licenciaturas, las maestrías y los doctorados en arte de las universidades españolas. Con la experiencia de los profesores del ámbito de la historia del arte, las nuevas facultades de Bellas Artes comenzaron a producir no solamente objetos artísticos, como se había hecho hasta ese momento en las Escuelas de Artes y Oficios, sino que comenzaron a formalizar textos científicos, reflexiones sobre la contextualización socio-histórica del arte, los procedimientos, los materiales o los soportes con los que se producen los objetos artísticos. Las tesis doctorales sobre arte fue la producción científica más importante de ese momento, tesis que necesitaban los nuevos profesores universitarios de los también nuevos grados académicos y que les permitirían dar clases en los diferentes niveles educativos universitarios, especialmente en los doctorados; las revistas también recogían los esfuerzos de los investigadores universitarios, aunque en menor medida. Esta primera etapa se caracteriza por el énfasis en la investigación histórica sobre el objeto artístico debido a que la investigación estaba dirigida muchas veces por los profesores de las facultades de historia. Esta etapa historicista nos permitió obtener las herramientas metodológicas necesarias para abordar con fortaleza conceptual los problemas específicos del hecho artístico. Sin embargo, algunos problemas, especialmente los que están relacionados con los procesos de producción del objeto artístico, con los procesos creativos, no se atendían correctamente, y no porque su complejidad fuese más alta que la de los problemas históricos y estéticos, sino porque la estructura conceptual con la que se estudiaban, la metodología, no se adecuaba correctamente al objeto de estudio.

Tuvieron que llegar los trabajos de Eisner para que la estructura metodológica que atendía los problemas creativos de la producción artística, fuera más acorde con la naturaleza del objeto de estudio (Eisner, 1998). En *El Ojo ilustrado,* Eisner hace una de las primeras aproximaciones al hecho artístico, con especial atención a los problemas didácticos de la enseñanza de las artes, utilizando la metodología cualitativa adaptada a los problemas del objeto de estudio. Y es gracias a este tipo de aportaciones con las que hemos podido dirigir nuestras investigaciones, no solo con las herramientas metodológicas de las disciplinas históricas y estéticas. Esto no quiere decir que antes de esas aportaciones no se hiciese investigación en arte. Lo cierto es que las aportaciones de las investigaciones de Eisner, o las de Hernández Hernández y Marín Viadel en el campo español, han contribuido al crecimiento de la producción sobre la investigación en artes de una manera fundamental. Debemos destacar que las aportaciones más innovadoras en el campo de la metodología de la investigación la desarrollaron los especialistas en didáctica artística, en didáctica de la música, de las artes plásticas, de la danza, entre otras. Esto no es solamente una coincidencia histórica, responde al interés que los investigadores pusieron en las metodologías de investigación que recogían la experiencia de la creación artística en los talleres, estudios y escenarios; sabían por experiencia directa, que el proceso creativo puesto en marcha en la producción y en la ejecución del objeto artístico conlleva una serie de funciones cognitivas específicas, que resultan ser de utilidad para elaborar metodologías didácticas empleadas para la enseñanza de otras disciplinas que no son artísticas. De esta forma, toda la investigación que se desarrolló para encontrar la especificidad de los procesos creativos (y poderlos aplicar a otras áreas de la pedagogía), empezaron a llenar las páginas de revistas especializadas en didáctica del arte. Al mismo tiempo, los investigadores que se enfocaban sobre el problema específico del hecho artístico, y no solamente los problemas didácticos y pedagógicos del arte, comenzaron a desarrollar sus propias metodologías. En este momento creemos que es necesario hacer un reconocimiento público y agradecer las aportaciones metodológicas que la antropología, la sociología y la sicología nos han brindado para acometer la investigación en arte. Y sobre todo a la antropología, que ha contribuido con herramientas metodológicas específicas que resultan ser más armoniosas con el objeto de estudio, con el hecho artístico.

La observación participante, la entrevista abierta, las encuestas dirigidas, la biografía y la autobiografía son algunas de esas herramientas que hemos tomado prestadas y que en este momento se consideran de uso normal y aceptado por la comunidad científica universitaria. Con estas herramientas se han construido modelos específicos, como la investigación basada en arte, la investigación basada en imágenes, la artografía, la investigación basada en la práctica, o la práctica artística como investigación. Podemos constatar que muchas de las contribuciones sobre metodología de la investigación para las artes se publicaron en revistas de investigación. Es cierto que algunas aportaciones importantes, como las de Eisner (1998), Sullivan (2010), o Irwin (2010), se editaron en libros que son de consulta obligada para los investigadores en arte. Pero la mayor parte de esas contribuciones las acogieron revistas especializadas, como podemos observar en el listado publicado por Somoza (2020) quien, de manera cronológica, lista algunos de los artículos que han contribuido a la construcción de metodologías específicas de investigación en artes. Aquí constatamos un hecho al que ya nos hemos referido en anteriores publicaciones (Cano Rojas, 2014), en donde la diversidad epistemológica del hecho artístico hace imposible la creación de una sola metodología que resuelva todos los problemas complejos del hecho artístico. Esto que pareciera ser una dificultad, en realidad se convierte en la oportunidad de generar posibilidades metodológicas amplias, que puedan resultar en aportaciones para otras disciplinas, como hemos ido constatando a lo largo de estos 40 años de investigación en arte. La constatación de esta pluralidad de manifestaciones y de diversidad epistemológica es la diversidad de publicaciones que la revista *JAR* (*Journal for Artistic Research*), evalúa y acepta como producción investigadora. En su convocatoria podemos ver que está abierta a recibir una gran diversidad de producciones y de objetos artísticos.[1]

---

1. JAR está abierta a contribucionesde todos los campos y disciplinas para los cuales la investigación artística sea relevante —incluyendo áreas que comúnmente no se consideran artísticas. Damos la bienvenida a practicantes con y sin afiliación académica. JAR utiliza la *exposición* como el formato de publicación de investigación artística. Las exposiciones posibilitan combi-

CONTEXTO DE LAS REVISTAS CIENTÍFICAS SOBRE ARTE

La adopción por las universidades de los estudios artísticos cambió cualitativamente a estos. Es cierto que producción e investigación artística no necesitaban de la universidad para su desarrollo (la historia del arte nos muestra que no había necesidad de la universidad para la producción de objetos artísticos). Esta nueva realidad de los estudios artísticos está configurando la producción artística de nuestros tiempos, cuestión que podemos constatar en exposiciones, muestras, ferias, bienales, etc. en donde la producción textual es una parte importante de la creación y producción del objeto artístico. Tampoco debemos olvidar que la nueva realidad de la producción artística, producción textual también, exige que los procesos creativos se consignen como datos objetivos con los que se pueda realizar investigación científica. Al contrario que los estudios históricos, que gozan de la objetividad y la verificabilidad necesaria para constituirse como estudios científicos, los estudios sobre los procesos creativos en la producción artística tienen más dificultades demostrar los mismos elementos metodológicos y justificativos. Para resolver estos retos, se ha echado mano de la psicología, de la semiología, de la sociología, para obtener los datos con los que poder realizar las investigaciones. Con la ayuda de las metodologías de las Ciencias Sociales se han podido acometer estudios sobre los problemas de la distribución del objeto artístico, del consumo del objeto artístico y de algunos de los aspectos de la creación artística. La sociología, con su metodología, podía ayudar a resolver algunos de los problemas de la distribución y el consumo, ofreciéndonos datos objetivos acerca de la naturaleza de la población consumidora, de los medios en los que se difunde el objeto artístico y en las consecuencias cualitativas que tiene el objeto artístico en dichas poblaciones.[2] La psicología podía ayudarnos a entre-

nar textos, imágenes, y materiales de audio en páginas web expansibles—desafiando el dominio de la escritura en la investigación académica tradicional. (https://www.jar-online.net/es/submissions).

2. Como ejemplo de ello podemos citar aquí el trabajo de Bourdieu (1989).

ver la naturaleza de la interpretación y de la simbolización utilizada por los artistas en su producción y los efectos qué tales simbolizaciones e interpretaciones producen en los consumidores del objeto artístico. De la misma forma podíamos utilizar la semiología y la lingüística para rastrear la genealogía de los símbolos que conforman nuestra imaginación, los mitos y las narrativas con las que se construyen identidades locales y nacionales y que se han utilizado en la producción artística que constituye la historia del arte (Lévi-Strauss, 1987).

Existen ciertas características del hecho artístico que no resultan ser tan maleables para la observación, la verificabilidad o el objetivismo positivo, características que serían deseables para una producción científica al uso:

> Previamente se mencionaba que las metodologías del arte pueden seguir a las sociales y su enfoque cualitativo hacia su legitimación, donde los factores expuestos (subjetividad, experiencia, transdisciplinariedad, posicionamiento) son analizables sin necesidad de categorizar herméticamente los resultados. (Rey Somoza, 2020)

La subjetividad, como característica específica de varios de los momentos del hecho artístico, es el objeto que introduce necesariamente modificaciones en el abordaje de la investigación artística. La subjetividad es uno de los pilares fundamentales donde se asienta la experiencia creadora y la experiencia estética, es la subjetividad la que recibe todos los datos de la experiencia de la creación y de la contemplación y observación de la obra de arte; es en esta subjetividad en donde tratamos de encontrar lo específico del conocimiento artístico. También es allí donde tenemos el reto más grande desde la perspectiva de la investigación científica: explicar la vivencia, darle voz al silencio. Para resolver esta cuestión, la figura del observador participante ha sido clave; con ella hemos podido abordar las etapas del proceso creativo, recogiendo datos para su comunicación, tratando de convertirlos en objetos observables por otros sin que ello signifique la renuncia de la carga subjetiva que le es necesaria y en donde radica su naturaleza específica. La autobiografía, así como sus aplicaciones en la artografía o en la práctica artística como investigación, es el intento metodológico de preservar las cualidades subjetivas que conforman muchos de los procesos interpretativos, significativos y experienciales de dos de los momentos del hecho artístico más relevantes: producir la obra de arte y contemplarla-consumirla. Las revistas de investigación sobre arte han poblado sus páginas con estos esfuerzos que pretenden aclarar y comprender todas las fases de la producción, la distribución y el consumo de la obra de arte, tanto las fases objetivas como en las que la subjetividad prevalece.

Creemos que uno de los objetivos más importantes de la investigación artística, y especialmente la que está enfocada en la práctica, es que se genere mayor y mejor producción artística, que los iniciados en ella encuentren en la investigación las guías que les orienten a encontrar soluciones correctas y motivadoras para generar sus propias preguntas y respuestas sobre la creatividad, la interpretación, la subjetividad, la experiencia, lo sublime, la belleza, lo terrorífico y todas estas nuevas categorías estéticas, que pueblan nuestra vida y construyen nuestras relaciones humanas.

EL CONTEXTO UNIVERSITARIO

Las titulaciones de arte dentro del contexto universitario necesitaban de investigadores y personal docente acreditado como personal universitario, necesitaban licenciados y doctores en Bellas Artes. Por lo tanto y como hemos revisado en las páginas anteriores, la investigación producida en las facultades de arte tenía que reunir las condiciones y características formales de la investigación científica. Con la incorporación de las universidades españolas al espacio europeo de educación se crearon agencias de calificación y supervisión, que vigilan la implementación de un proyecto común europeo de educación universitario, lo que supone una convalidación de los contenidos ofertados en las universidades, independientemente del país en el que se realicen los estudios; estas agencias también califican al personal docente universitario a través de diferentes criterios, de los que destaca la producción científica publicada en revistas especializadas que tengan revisión por pares y que cuenten con el reconocimiento de las bases de datos más importantes del mundo digital actual.

La publicación en revistas especializadas, antes de la creación de las agencias de calificación, ya era una forma de evaluar la actividad investigadora del personal investigador; lo que suscitaron las agencias de calificación y evaluación fue la normalización de la evaluación científica a partir de la publicación de artículos en revistas especializadas. De esta forma las revistas científicas entraron a formar parte de la estructura universitaria, no solo de producción científica, sino de gestión académica. Publicar en revistas especializadas se convirtió en la necesidad de los docentes investigadores que debían demostrar y justificar su labor a través de estas publicaciones. Las revistas científicas se convierten así, en una parte esencial de la estructura evaluadora de las agencias gubernamentales, lo que ha provocado que se aparten del objetivo primordial de la divulgación científica, que es el avance y enriquecimiento del conocimiento público, abierto y accesible de la sociedad en general y de la comunidad científica en especial. Sobre la presión y el mal uso de las revistas científicas podemos citar la siguiente noticia:

De acuerdo con el estudio "La estafa académica: fraude en las publicaciones científicas", el fraude en las publicaciones de origen científico es una práctica que ha tomado fuerza a partir del desarrollo de revistas electrónicas y de acceso abierto en Internet. La combinación de estas prácticas deshonestas, y la presión por publicar a la que están sometidos los investigadores bajo la premisa de "publicar o morir", puede poner en riesgo su imagen y credibilidad. En esta situación se pueden ver involucrados tanto investigadores como académicos, comités editoriales, evaluadores revistas y correctores de estilo. (Toche, 2023)

En consecuencia, muchas revistas científicas tienen como objetivo la obtención de menciones de calidad de agencias y corporaciones que otorgan certificados de acuerdo con criterios que deben cumplirse y que aseguran la objetividad, parcialidad, equidad y verificabilidad de los artículos y las aportaciones publicadas en las revistas. La indexación de las revistas se convierte en el objetivo de muchas publicaciones, sacrificando la originalidad de los artículos en favor de acatar los criterios que imponen las agencias como Latindex, Fecyt, Scopus, Arts & Humanities Citation Index (A&HCI) (Web of Science), ÍnDICEs CSIC, Redalyc entre otras.

Por supuesto que estos criterios no son los causantes directos de la falta de originalidad en las propuestas metodológicas de las investigaciones en arte, ni de la mala praxis que hacen algunos investigadores y algunas revistas de la producción científica, pero es un buen indicador de que la función de las revistas científicas está sometida a intereses que se apartan de los puramente gnoseológicos, epistemológicos o metodológicos propios de la producción científica y de la investigación en artes. Creemos que la mayoría de las revistas científicas buscan esos objetivos y que los criterios de calidad que imponen las agencias tratan de ayudar en la construcción de un conocimiento científico verás, verificable y objetivo.

LA REVISTA *SONDA*

En 2012 Guillermo Cano Rojas y Pablo García Sempere comienzan la aventura editorial de la *Revista Sonda. Investigación y Docencia en Artes y Letras*. La revista nace con la intención de dar cabida a la investigación artística de un segmento de la población académica que genera investigación académica artística. Es cierto que también nace la revista por intereses vocacionales y académicos de sus fundadores editores, necesidades que los llevaron a comenzar una aventura difícil de sostener en el tiempo, que mantuvieron con recursos propios, fuera de las instituciones académicas, apoyándose en la red de internet y los sitios privados de difusión digital. Cierto que, alguna ayuda obtuvieron de la Asociación de Investigación, Formación y Creatividad (INFOCREA) de la Universidad de Granada, pero el empuje y la fuerza para comenzar este proyecto nació del interés vocacional que Guillermo Cano Rojas, el fundador y anterior editor de *Sonda*, mantiene con la investigación sobre el arte. En la presentación del número inicial de la revista, Guillermo expone que se hace valer de la red internet para alojar un blog desde el que se iba a gestionar la revista y que obtuvo la colaboración desinteresada de profesores y profesoras universitarios, que conformaron los comités editoriales científicos y de redacción necesarios para echar a andar la publicación. La autogestión es la clave de este comienzo editorial.

Ese primer número tuvo la colaboración de Sandra Santana, Ángel García Roldán, David Serrano León, Guillermo Cano Rojas, Bibiana Collado, Román de la Calle y de Carlos Martínez Barragán. Podemos citar aquí las palabras de Guillermo Cano para subrayar la iniciativa personal y particular que dio origen a la revista:

> Dentro de las líneas editoriales en la que se sitúa Sonda, la dinamización y divulgación de la investigación y docencia en artes y letras es una de nuestras prioridades. Y para ello, resultan inestimables las posibilidades que ofrecen las nuevas tecnologías. No sólo por su capacidad vírica; permiten fortalecer redes de investigación y de conocimientos mediante fórmulas de autogestión. De esta forma, se van generando condiciones de posibilidad para la transferencia del conocimiento desde sus agentes activos—investigadores, docentes, creadores-, hasta la sociedad virtual que conforman las nuevas tecnologías. (Cano Rojas, 2012)

En 2012 existían ya revistas consolidadas, además de nuevas y nacientes revistas que las universidades españolas, a iniciativa de investigadores específicos, comenzaban a publicar. Pero a comparación de otras disciplinas, como la sociología o la psicología, la investigación científica en artes en España estaba muy reducida, lo que provocaba que muchas de las investigaciones realizadas por los doctorandos y jóvenes doctores se viera retrasada y obstaculiza por la sobreoferta de artículos y la escaza cantidad de revistas especializadas, que publicaban solo una pequeña parte de toda la producción científica que les llegaba. La autogestión también da libertad en los criterios editoriales con los que se admiten los trabajos de investigación, esto significa, en la práctica, que la dirección editorial es la que señala los objetivos de la revista; que Sonda haya apostado por la docencia del arte y la relación del arte con las letras, permitió una apertura en su perspectiva de trabajo. Sonda estaba abierta a recibir cualquier tipo de producción que se refiriera a los problemas del arte, los problemas específicos de la pedagogía del arte y la relación entre narrativa y poesía con las artes plásticas y visuales.

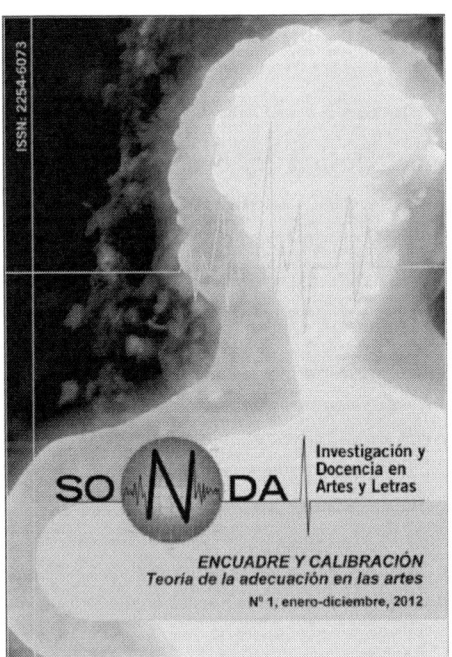

Figura 1. Portada del número 1 de la revista *Sonda*.

La autogestión conlleva algunos problemas, especialmente cuando se comienza una publicación sin el respaldo institucional. La gestión de la revista es lo más problemático ya que toda ella se realizaba a través del correo electrónico de la revista. Aunque los gastos no eran excesivos, había que pagar el alojamiento de la revista y mantener en condiciones el equipo informático con el que se gestionaba Sonda. Con esta fórmula de autogestión la *Revista Sonda* publicó cinco números en cinco años consecutivos. En estos primeros años contamos con la colaboración de los comités iniciales a los que se añadieron nuevos investigadores en diferentes especialidades como la didáctica en arte, la producción plástica y visual y del ámbito de las letras, aunque de esta disciplina hemos recibido muy pocas de contribuciones debido a que las revistas científicas sobre letras tienen un mejor índice de impacto y los investigadores las prefieren.

En el 2017 Guillermo Cano obsequia la revista *Sonda* al Departamento de Dibujo de la Facultad de Bellas Artes de la Universidad Politécnica de Valencia debido a que su labor profesional personal se dirige hacia otro camino fuera de los círculos académicos universitarios, aunque él sigue relacionándose con la didáctica de las artes de manera más cercana y directa. Tanto Guillermo Cano como Pablo García siguen formando parte de Sonda como editores adjuntos y siguen colaborando en el proyecto editorial de la revista; con el volumen seis de la revista, cerramos la primera etapa y comenzamos la segunda con el respaldo del Departamento de Dibujo. La revista deja el blog como espacio de difusión y se aloja en la web institucional que depende del Departamento de Dibujo, con lo que logramos una mayor difusión de la revista y el reconocimiento de las agencias de evaluación e indexación. Para la revista, tener el apoyo del Departamento de Dibujo y en general de la Universitat Politècnica de València, ha significado, también, el apoyo de profesores investigadores que se sumaron a los comités editoriales y que funcionan como los principales evaluadores de los artículos y las contribuciones que nos llegan a la revista. Gracias al apoyo de Luis Morcillo, técnico de laboratorio adscrito al departamento de dibujo, la web de la Revista Sonda adquirió una mejor presencia en su diseño y en las posibilidades de lectura en los dispositivos electrónicos actuales, como tabletas y teléfonos móviles. La política editorial de Sonda se mantiene, en esta segunda etapa, abierta a cualquier investigación sobre el hecho artístico, cuestión que hemos abordado en la presentación del volumen 14 del del año 2024. (Martínez Barragán, 2024)

A diferencia de la primera etapa, que atendía los trabajos sobre docencia y didáctica del arte, esta segunda se enfocó en los problemas específicos de la creación artística y del consumo del objeto artístico. Pero mantuvimos abierta la línea editorial a las aportaciones sobre didáctica y pedagogía de las artes. En esta segunda etapa ampliamos nuestra línea editorial hacia publicaciones dedicadas a la investigación artística pero que no se ajustan completamente a la estructura de los artículos de investigación o a los artículos de revisión, pero que consideramos qué es importante su publicación para una mayor difusión de los resultados obtenidos. Tenemos cuatro trabajos alojados en nuestra página web en el apartado publicaciones; es el principio de esta línea editorial que trataremos que siga creciendo con experimentos y producción artística innovadora producto de la investigación artística. Estas publicaciones, al igual que todos los artículos, reseñas, ensayos visuales y entrevistas que aparecen publicadas en Sonda, son de libre acceso bajo una licencia Reconocimiento-NoComercial-CompartirIgual 4.0 Internacional (CC BY-NC-SA 4.0) que permite copiar, usar, difundir, transmitir y exponer públicamente, siempre que: i) se cite la autoría y la fuente original de su publicación (revista, editorial y URL de la obra); ii) no se usen para fines comerciales; iii) se mencione la existencia y especificaciones de esta licencia de uso. Estas publicaciones se alojan actualmente en la página gemela de la web de Sonda del Departamento de Dibujo; cabe mencionar que su proceso editorial no sigue el proceso de revisión por pares ciegos de los artículos de investigación y revisión, sin embargo, son parte de *Sonda* ya que aparecen publicados con el ISSN de la Revista Sonda.

En esta segunda etapa, hemos publicado seis volúmenes cumpliendo uno de los requisitos necesarios para la indexación de las revistas científicas, que es la continuidad en el tiempo. En esta segunda etapa, el alcance de nuestra publicación llegó a investigadores de universidades latinoamericanas, lo que nos demostró que habernos alojado en la web del Departamento de Dibujo fue un acierto. Aunque podíamos hacer seguimiento de nuestros lectores cuando Sonda estaba alojada en el blog, las herramientas de seguimiento y análisis de WordPress son más precisas, lo que nos ha permitido hacer un seguimiento pormenorizado de los lectores de Sonda fuera de las fronteras del estado español. México, Argentina, Colombia y Ecuador son los países con mayor número de lectores de los resúmenes y de los artículos completos; también recibimos colaboraciones y trabajos para evaluar de estos mismos países. Aunque en esta segunda etapa de *Sonda*, la ayuda y el apoyo del Departamento de Dibujo resultó decisiva para la proyección de la revista, la gestión del flujo editorial seguía siendo personal a través del correo electrónico, con el problema de la acumulación de trabajos, revisiones y reenvíos que eso significaba, lo que nos llevó a plantearnos alojar la revista en la plataforma de la UPV para automatizar muchos de los pasos del flujo editorial. La buena salud de la plataforma de revistas científicas publicadas por la UPV permite al servicio de publicaciones ser selectivo con las propuestas que les hacemos llegar desde los departamentos, institutos, escuelas y facultades. En 2022 comenzamos las gestiones necesarias para que la editorial de la UPV nos permitiera alojarnos en la plataforma OJS Polipapers, alojamiento que fue posible después de que se comprobara la solvencia de la revista. De esta forma, comenzamos la tercera etapa de la Revista Sonda, alojada y publicada por la UPV en su sitio web específico para revistas científicas. Con ello hemos ganado presencia en el mundo digital de los artículos académico y no hemos tenido que renunciar a ninguno de nuestros postulados y objetivos iniciales. El factor de independencia con la que crearon *Sonda* Guillermo Cano y Pablo Sempere continúa siendo una de las características de nuestro proyecto editorial.

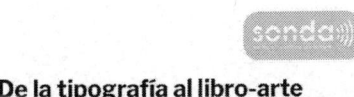

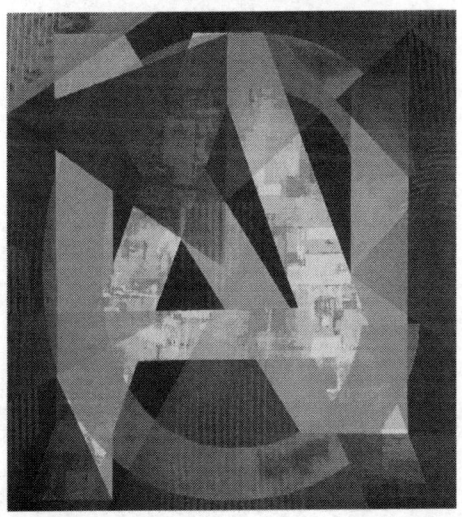

Figura 2. Portada del número 13 de la revista *Sonda*.

Hemos publicado cuatro números de Sonda de esta tercera etapa, tres números ordinarios anuales y una edición especial, un monográfico acerca de la investigación artística que gira alrededor del libro de artista, la tipografía y la relación texto e imagen, monográfico que fue dirigido por Hortensia Minguez y Carlos Martínez y que ha abierto una nueva posibilidad de la revista, la de publicar monográficos con temas específicos a los que se invita investigadores que trabajan sobre ese tema pero que siguen el proceso editorial de la evaluación por pares ciegos. Para ello, se constituye un comité editorial evaluador específico que enriquece el comité editorial de base que tiene la Revista Sonda. Nuestro próximo paso será cambiar la frecuencia de publicación que pasará de ser anual a ser una publicación continua, que creemos aliviará la gestión de la revista, especialmente con vistas al final de año, en donde recibimos la mayor parte de los envíos, lo que retrasa se evaluación, maquetación y la publicación.

Figura 3. Portada del número 14 de la revista *Sonda*.

Para terminar con este breve repaso contextualizado de la vida de la revista *Sonda*, debemos mencionar algunas cuestiones que no debemos pasar por alto ya que condicionan fuertemente la labor de este tipo de iniciativas editoriales. La primera que debemos exponer es que todo este trabajo, el de la gestión, difusión, evaluación, revisión y publicación, no es remunerado. En nuestro caso, el trabajo de diseño y maquetación ha sido externalizado ya que ese trabajo desbordaba las capacidades de la dirección. Contando esa excepción, nadie más recibe ninguna retribución dineraria por su trabajo. Ni la dirección, ni los miembros de los diferentes comités editoriales, ni los revisores y evaluadores reciben pago alguno por su trabajo; es el espíritu de colaboración con la generación de conocimiento, el que hace posible la existencia de muchas de las revistas científicas universitarias. Esto pasa en la mayoría de las revistas científicas en arte del Estado Español. Las infraestructuras de las universidades apoyan el alojamiento y la difusión de las publicaciones y en algunos casos, se puede recibir ayuda para otros aspectos, como el de la maquetación y el diseño, que en algunas revistas se solventa con la contratación de estudiantes en prácticas o con becas lanzadas desde los departamentos específicamente para brindar ayuda sobre algunos aspectos de la publicación. Creemos que es necesario hacer público esta circunstancia, que no persigue la victimización de los directores de las revistas, pero si poner el valor del trabajo y el esfuerzo de investigadores, profesores y técnicos universitarios que hacen posible la existencia de muchas de las revistas científicas universitarias.

Es cierto que recibimos complementos en base a la producción científica realizada como profesores investigadores, pero la labor que está detrás de eso, que hace posible la concreción de esos reconocimientos, es labor completamente altruista y desinteresada. Estamos muy lejos de cobrar por la recepción y la revisión de las colaboraciones, como las grandes revistas inglesas y americanas. Pero en nuestro espíritu, y en este caso hablamos específicamente por la Revista Sonda, aunque seguramente compartimos este espíritu con muchas otras revistas, valoramos nuestra independencia sobre otras cosas y nos mueve el objetivo claro de generar más y mejor conocimiento sobre los problemas surgidos del hecho artístico.

REFERENCIAS

ANECA. (2024). *Libro Blanco Títulos De Grado En Bellas Artes / Diseño / Restauración.* ANECA.

Bourdieu, P. (1989). *La fotografía. Un arte intermedio.* Nueva Imagen.

Cano Rojas, G. (2012). Encuadre y calibración. Teoría de la adecuación en las artes. *Revista Sonda. Investigación En Artes Y Letras, 1,* 1-3.

Cano Rojas, G. & García Sempere, P. (2014). Diversidad epistemológica y urgencia metodológica. *IV Encuentro Latinoamericano de Metodología de las Ciencias Sociales* (págs. 1-24). Buenos Aires: Universidad Nacional de la Plata.

Eisner, E. (1998). *El ojo ilustrado: indagacion cualitativa y mejora de la practica educativa.* Paidos.

Irwin, R. (2004). *Artography: rendering self-through arts-based living enquiry.* Pacific Educational Press.

Lévi-Strauss, C. (1987). *Antropología estructural: mito, sociedad, humanidades.* Siglo XXI.

Martíncz Barragán, C. (2024). La investigación sobre el hecho artístico. El objetivo editorial de la revista Sonda. *Revista Sonda. Investigación en Artes y Letras,* 5-8.

Rey Somoza, N. (2020). Enfoques de investigación en artes y recursos narrativos para la organización y representación de procesos en investigación artística. *Índex, revista de arte contemporáneo, 9,* 110-120.

Sullivan, G. (2010). *Art practice as research: Inquiry in visual arts.* Sage.

Toche, N. (2023). Más de 10,000 "papers" fueron invalidados en 2023. *El Economista* (19/12/2023)

Vozmediano, E. (2013). Revistas de arte en España. *El Español* (21 de febrero de 2013)

11. *Tercio Creciente*: publicar contra corriente, una postura crítica

María-Isabel Moreno-Montoro
Universidad de Jaén

NADAR CONTRA LA CORRIENTE DEL SISTEMA ACADÉMICO

En el contexto académico contemporáneo, la presión por publicar en revistas de alto impacto ha dado lugar a un sistema cada vez más estandarizado, en el que investigadoras e investigadores se ven obligadas a seguir normas estrictas en cuanto a estructura, formato, idioma y sistema de referencias. Este entorno, centrado en el impacto medible y la uniformidad de criterios, fomenta el pensamiento convergente y limita las posibilidades de exploración creativa y de expresión personal. Fue precisamente en respuesta a estas limitaciones que en 2012 surgía *Tercio Creciente*, una revista diseñada como alternativa para permitir que autoras y autores tuvieran la libertad de expresarse en su lengua materna, emplear diversos formatos y estructurar sus artículos de acuerdo con sus propias lógicas discursivas. La revista se posicionó como un espacio de publicación inclusiva y plural, con enfoque en artes, cultura, educación e intervención social desde una perspectiva crítica y antropológica.

Esta postura puede ser entendida como un acto de emancipación intelectual, puesto que destacamos la importancia de la autonomía del pensamiento y la necesidad de que los individuos se atrevan a pensar por sí mismos, sin someterse a la autoridad de normas externas que limiten su capacidad creativa (Kant, 2009). No es que queramos ir avasallando e ignorar las razones de otras personas, aquí todo sirve y todo suma, pero es importante la seguridad en la propia razón, y el valor para compartirla, haciendo de ella uso público íntegramente (Kant, 2009, p. 250). Por otro lado, la revista también responde a la concepción sobre el espacio público como un lugar de debate plural y abierto, donde la diversidad de voces contribuye a un conocimiento más rico y a una sociedad más justa (Habermas, 1992/1998). Frente a un sistema que tiende a homogeneizar el discurso académico, *Tercio Creciente* se presenta como un espacio que fomenta la inclusión y la pluralidad (Habermas, 1992/1998, pp. 382-383).

Para nosotras, la cuestión era pasar de la resistencia a la movilización, "a través de nociones y registros más amplios, ajustados a nuestros contextos" y avanzando "hacia una discusión sobre los alcances y potencialidades de pensar en términos de democracia radical, y no sólo de democracia deliberativa" (Jaramillo Marín, 2010, p. 71).

PRINCIPIOS DE UNA PUBLICACIÓN INCLUSIVA Y DIVERGENTE

Publicación en cualquier idioma: el principio de la accesibilidad lingüística

La realidad es que la mayoría de los artículos de *Tercio creciente* están publicados en español. Hay también algunos en inglés, y muy pocos en algún otro idioma, como el francés, el portugués, el chino o el italiano (Qais, 2024; Wu [吴海嘉], 2020). También es cierto que influye en esto el ámbito cultural y geográfico en el que se localiza la revista. En cualquier caso, no creemos que haya que forzar la situación, para nosotras es importante que la revista no se da opción, sino que promueve la diversidad lingüística. Esto es para nosotras, uno de los principios fundamentales de *Tercio creciente*, que las autoras y autores tengan la oportunidad de publicar en su lengua materna, facilitando que puedan optar por una expresión más precisa y fiel a sus ideas. En un mundo globalizado donde las herramientas de traducción automática están al alcance de todas nosotras, imponer un idioma único, resulta anacrónico y limitante. Defendemos la importancia de la diversidad de voces y perspectivas en el espacio público (Arendt, 2009), por lo que permitir que las autoras y autores escriban en su propio idioma, no solo respeta su identidad cultural, sino que también enriquece el debate académico global.

LA INCLUSIÓN LINGÜÍSTICA COMO POSTURA ANTI-HEGEMÓNICA

El lenguaje, lejos de ser un simple vehículo de comunicación, actúa como un poderoso instrumento de creación de discurso e ideología. Desde una perspectiva crítica, se puede afirmar que el lenguaje no solo describe la realidad, sino que también la construye, estableciendo sistemas de pensamiento que configuran cómo las personas perciben y experimentan el mundo. En este sentido, las palabras y las estructuras discursivas no son neutrales, sino que están profundamente imbricadas en relaciones de poder que refuerzan, perpetúan o desafían ideologías dominantes. Más generalmente, como lo señala Calvet, existe un mercado de los idiomas, donde el valor de uso depende de su cotización internacional, un poco como cualquiera competencia o diploma profesional en una bolsa de trabajo. En otras palabras, para conseguir un empleo, más vale mencionar la práctica del inglés o del español que la del bretón o del quechua en su curriculum vitae. Mucha gente interioriza esta relación entre lengua y éxito académico o profesional, entre idioma y modernidad. Como lo observó un escritor francés del siglo XVIII, «No puede dominar una lengua sin que las ideas que transmite tengan ascendiente sobre las mentalidades, y una nación que habla otra lengua que la suya pierde insensiblemente su carácter». (Sénac de Meilhan, 2000) Es lo que sucedió con el anglo-americano en el siglo XX: su propagación como lengua franca ilustra la dinámica de su cultura, de su industria, de su tecnológica y de su liderazgo internacional. (Guyot, 2010, p.55)

La decisión de admitir y valorar todas las lenguas en un contexto académico o cultural no es simplemente un gesto inclusivo; es, de hecho, una postura *anti-hegemónica*. Al abrir el espacio para la diversidad lingüística, se rompe con la centralidad de las lenguas dominantes, que históricamente han actuado como vehículos de imposición cultural e ideológica. Este principio reconoce que las lenguas no solo son herramientas de comunicación, sino también portadoras de epistemologías, cosmovisiones y formas de resistencia al poder hegemónico. Las estructuras de poder no solo operan a través de la coerción, sino también mediante la construcción de consenso cultural e ideológico. En este marco, las lenguas dominantes, al estar asociadas con el poder político, económico y cultural, han funcionado como instrumentos de exclusión, relegando a las lenguas minoritarias o no hegemónicas al ámbito de lo local, lo informal o lo inculto. Frente a esto, admitir todas las lenguas en los espacios de creación y difusión del conocimiento no solo desafía estas estructuras, sino que también fomenta un modelo más inclusivo y pluralista de intercambio intelectual (Guyot, 2010).

La conexión entre la diversidad lingüística y el librepensamiento radica en la capacidad del lenguaje para moldear las ideas y los valores. Cada lengua contiene en sí misma una forma particular de interpretar y estructurar la realidad. Por ello, abrir el espacio para múltiples lenguas es abrir también el espacio para múltiples formas de pensar y entender el mundo. Este acto de inclusión rompe con la imposición de un único marco ideológico dominante y permite que emerjan discursos alternativos, que a menudo cuestionan las narrativas establecidas y ofrecen perspectivas transformadoras. Asimismo, la promoción de la diversidad lingüística refuerza la idea de que el conocimiento no es un producto homogéneo ni universal, sino una construcción plural y dinámica. Al admitir todas las lenguas en la producción académica y cultural, se desmantelan las jerarquías tradicionales que privilegian ciertos discursos sobre otros, permitiendo que las voces marginadas encuentren un espacio legítimo para expresar sus ideas. Este acto de reconocimiento se convierte en una forma de resistencia contra la homogenización cultural y un paso hacia la creación de un ámbito verdaderamente democrático y pluralista para el pensamiento crítico. Por lo tanto, admitir todas las lenguas en los espacios de creación de conocimiento y cultura no solo es un acto de inclusión, sino también una postura política y ética ante las estructuras de poder hegemónicas. Al promover la diversidad lingüística, se fomenta el librepensamiento, se enriquecen los discursos y se permite que una multiplicidad de ideas y perspectivas contribuya a un diálogo global más equitativo y transformador fortaleciendo la capacidad de las comunidades para resistir y reimaginar las ideologías dominantes.

Estructura libre del artículo: respeto a la lógica de la autoría

La revista también permite a autoras y autores decidir la estructura de sus artículos, lo que les da libertad para construir sus argumentos de acuerdo con sus propias lógicas discursivas (Romero Hernández, 2018). Este principio respeta la diversidad de enfoques y estilos en la investigación académica. Para Foucault (1999), el saber y el poder están intrínsecamente ligados, y permitir que autoras y autores decidan cómo estructurar sus trabajos es una forma de resistir los mecanismos de control que homogenizan el pensamiento académico.

LA LIBERTAD ESTRUCTURAL Y LA GENERACIÓN DE PENSAMIENTO DIVERGENTE EN EL CONTEXTO DE PRODUCCIÓN ACADÉMICA

El significado de un texto no está encapsulado exclusivamente en las intenciones del autor ni en la estructura misma del texto, sino que emerge dinámicamente de la interacción entre el autor, el texto y el lector. Desde una perspectiva semiótica, el texto se convierte en un espacio abierto de significación, donde cada interpretación enriquece el diálogo entre productores y receptores de conocimiento. Barthes (1994), en *La muerte del autor*, propone que el autor no debe ser considerado como la única fuente de significado. Este planteamiento abre un debate contra las concepciones tradicionales de la autoría, en las cuales la estructura rígida y las normas formales actúan como filtros que canalizan las ideas dentro de márgenes predefinidos. En lugar de ello, la perspectiva barthesiana aboga por un enfoque en el que el texto sea percibido como un tejido de citas, referencias culturales y experiencias compartidas, que el lector interpreta activamente en función de sus propios marcos de referencia. No es exactamente lo que se propone *Tercio Creciente* al permitir estructura libre. Es verdad que se está reconociendo ese entramado de circunstancias, en las que tiene protagonismo el receptor, pero también se está haciendo un reconocimiento a la libertad de la autoría. En este contexto, el respeto a la estructura libre de la autoría que promueve la revista no solo refuerza la autonomía creativa, sino que también amplía las posibilidades de significación. Este enfoque permite que las obras académicas trasciendan las limitaciones de los formatos rígidos, adoptando estructuras más fluidas y adaptativas que se adecuan mejor a las necesidades de las temáticas exploradas. Por ejemplo, en investigaciones que combinan narrativas personales, metodologías visuales o relatos de transmisión oral, la flexibilidad estructural resulta esencial para capturar la riqueza y complejidad de los fenómenos estudiados.

Un marco flexible incentiva una mayor diversidad en la producción académica, al permitir que autoras y autores exploren formatos narrativos y metodológicos innovadores que, en otros contextos, podrían ser considerados marginales o no convencionales. Esta apertura metodológica y estructural contribuye a democratizar el conocimiento, facilitando que las experiencias, voces y perspectivas tradicionalmente subrepresentadas encuentren un espacio legítimo dentro del discurso académico. Al rechazar las estructuras rígidas y abrazar la naturaleza dinámica e interactiva de los textos, se promueve un diálogo más rico y multidimensional entre autorías y lectores que en realidad fortalece el papel de la academia como un espacio inclusivo y accesible para el intercambio de ideas.

LA APUESTA, POR MÁS FORMAS DE NARRATIVA: LOS MUNDOS VISUAL Y SONORO EN LA ERA DIGITAL

Otro aspecto destacado de la revista es la libertad de formato. Autoras y autores pueden presentar sus trabajos no solo en formato textual, sino también utilizando recursos audiovisuales y otros formatos propios de la era digital. Esta apertura permite que el conocimiento se transmita de manera más efectiva y acorde con las tecnologías contemporáneas.

Al permitir formatos diversos, en *Tercio Creciente* reconocemos que la manera en que se presenta el conocimiento es tan importante como el conocimiento mismo (McLuhan, 1996). El dominio de estructuras y métodos convencionales de producción y transmisión de conocimiento sobre la producción académica, entiende la búsqueda de nuevas formas, narrativas como un desafío a las normas establecidas y califica estos movimientos hacia nuevas expresiones, como si fueran aberraciones y herejías. La apuesta por la incorporación de elementos visuales y sonoros en la comunicación académica es otra de las evidencias de la ruptura con la hegemonía que apuesta masivamente por lo textual, ya que añadir los ámbitos visual y sonoro, no supone apartar el textual, sino darle multidimensión al conocimiento. Esta resistencia tradicional de admitir formas creativas de expresión relegando la narrativa al texto escrito ha provocado que las producciones visuales y sonoras se vieran en un plano secundario. Sin embargo, la incorporación de estos elementos no solo amplía las posibilidades de contar historias, sino que también permite mayor accesibilidad y profundización en el mensaje (Hernández Ramírez, 2018). El mundo visual que incluye desde imágenes y gráficos hasta vídeos y representaciones artísticas proporciona una importante ampliación de información. Las imágenes, al ser representaciones de la realidad, pueden comunicar sentidos que a menudo el lenguaje verbal no logra capturar completamente. Este tipo de narrativa visual, además, permite que el contenido no solo sea transmitido de forma informativa, sino también de manera emocional y experiencia, generando un impacto inmediato en los receptores.

Por añadidura, la inclusión de los sonoro, en las publicaciones, gracias a la implantación de las versiones digitales, añade una capa más de complejidad y enriquecimiento (Muñoz Ruiz, 2016). El sonido, tanto proveniente de testimonios grabados, como del registro sonoro, de espacios, o de las mismas composiciones musicales, crea una conexión más directa con el conocimiento sensible y con el archivo ya presente en los recuerdos del receptor. La construcción de afectos es mucho más eficaz a través del mensaje sonoro que del mero texto, ya que a las voces que cuentan las historias, les acompañan los sonidos de un entorno que puede transformar la experiencia académica en una vivencia sensorial, portadora de mucha más información que el relato desnudo. Esto supone que el lector, oyente o espectador, pasa a ser participante activo en la construcción del conocimiento. Algo, a todas luces aberrante para la estructura hegemónica y dominante del universo académico. Sin lugar a dudas. Esta transformación de las formas narrativas representa esencialmente una postura anti hegemónica que desafía las convenciones establecidas por los grandes discursos dominantes. La incorporación del contexto audiovisual y sonoro en el ámbito académico persigue algo más que sobrepasar las estructuras fijas que han definido la academia tradicional, ya que no se trata solo de una cuestión del medio, sino de un posicionamiento crítico que impulsa a reflexionar sobre el conocimiento, las formas de pensamiento, las maneras en las que se construye y transmiten las ideas y el control social. Por lo tanto, abriéndonos a nuevas formas de publicación estamos dando respuesta a una necesidad de relación y diversidad, donde diferentes lenguas, formatos y perspectivas, tienen cabida en el debate y la producción intelectual. Es decir, no es que seamos modernas y contemporáneas, sino críticas y posicionadas ante la hegemonía académica dominante.

MANTENER LOS PRINCIPIOS: PUBLICAR CONTRA CORRIENTE COMO ACTO DE MOVILIZACIÓN

El impacto de la revista: reconocimiento a pesar de las dificultades

A pesar de no contar con el sello de ciertas agencias de calidad, la revista ha logrado posicionarse en importantes plataformas académicas como la *Web of Science* y otras bases de datos reconocidas. Este logro es el resultado de una gestión honrada y comprometida con sus principios fundacionales. La tensión entre la libertad editorial y los criterios de calidad estandarizados refleja una lucha constante entre el pensamiento convergente y el pensamiento divergente. Mientras que el primero busca uniformidad, el segundo fomenta la creatividad y la innovación. *Tercio Creciente* se ha mantenido fiel a su apuesta por el pensamiento divergente, contribuyendo a un conocimiento más amplio y diverso.

Tomando este último apartado a modo de conclusiones, podemos acabar diciendo que el que *Tercio Creciente* sea una revista académica que sobrevive con dignidad e interés, demuestra que es posible crear un espacio académico, inclusivo y plural, donde autoras y autores tienen la oportunidad de decidir cómo construir el discurso de su comunicación.

Podríamos pensar que este es un camino difícil, porque se trata de sobrevivir en un mundo académico, enfrentando el riesgo de ser aplastado por un contexto excesivamente homogéneo. Pero cuando esto se hace convencidas de que es lo que queremos, no es dificultad lo que encontramos, puede ser laborioso, porque la variedad en los formatos y demás aspectos que admitimos, nos incrementa el trabajo a la hora de elaborar cada número, esto, incluso a veces nos trae alguna errata y confusión, pero son insignificantes circunstancias, comparadas con la satisfacción de estar actuando en el sentido de nuestra propia corriente. Por lo tanto, este camino, aunque laborioso, es necesario en un mundo académico en el que queremos estar, compartiendo y aportando lo que tengamos y podamos, y queremos hacerlo desde nuestras posiciones. La diversidad de ideas es fundamental para el progreso y la libertad. En un entorno donde la presión por el impacto amenaza con sofocar la creatividad, iniciativas como *Tercio Creciente* se erigen como un recordatorio de que la verdadera calidad académica reside en la riqueza de perspectivas y en la posibilidad de pensar y crear libremente. El futuro de las publicaciones académicas debe abrirse a nuevas formas de conocimiento y expresión. Solo así podremos construir un espacio académico más justo, inclusivo y plural, donde todas las voces tengan cabida y donde el conocimiento se enriquezca a través de la diversidad. Y aunque es resistencia, para nosotras es más movilización.

REFERENCIAS

Arendt, Hannah (2009). *La condición humana* (Ramón Gil Novales, trad.). Paidós.

Barthes, Roland (1994). *El susurro del lenguaje: más allá de la palabra y de la escritura* (C. Fernández Medrano, trad.). Paidós.

Foucault, Michel, (1999). *Estrategias de poder* (Fernando Alvárez Uría y Julia Varela, trad.) Paidós Ibérica. Colección Obras Esenciales, vol. 11. Argentina

Guyot, Jacques. (2010). La diversidad lingüística en la era de la mundialización. *Historia y Comunicación Social, 15,* 51-66. ⟨halshs-00635837⟩

Habermas, Jürgen. (1992/1998). *Facticidad y Validez: sobre el Derecho y el Estado democrático de Derecho en términos de la teoría del discurso.* Trotta.

Habermas, Jürgen. (1994/1999). "Tres modelos normativos de democracia". En: Jürgen Habermas. *La inclusión del otro: estudios de teoría política.* Paidós, pp. 231-246.

Hernández Ramírez, Giselda E. (2018) Re/sidir y re/sistir. Un ensayo sobre mis topofilias, *Tercio Creciente, 7*(2). doi:10.17561/rtc.n14.2.

Jaramillo Marín, Jefferson (2010). El espacio de lo político en Habermas. Alcances y límites de las nociones de esfera pública y política deliberativa. *Jurídicas, 7*(1), 2010, 55-73

Kant, Emmanuel (2009). ¿Qué es la Ilustración? *Foro de Educación, 7*(11), 249-254.

McLuhan, Marshall (1996). *Comprender los medios de comunicación. Las extensiones del ser humano.* Paidós.

Muñoz Ruiz, Marcos. (2016) "El sonido de mi vida"., *Tercio Creciente, 4*(1). Disponible en: https://revistaselectronicas.ujaen.es/index.php/RTC/article/view/3101.

Qais, Humna. (2024) A case study on the influence of geometryand symbolism in Islamic Art withreference of Muslim's religious Beliefs, *Tercio Creciente, 26,* 177-191. https://dx.doi.org/10.17561/rtc.26.8301

Romero Hernández, Magdalena A. (2018) "La investigación educativa desde el cuerpo", *Tercio Creciente, 8*(1). doi: https://dx.doi.org/10.17561/rtc.n15.1

Wu, Haijia (2020). El status quo y las contramedidas sobre las reliquias de piedra del Templo Putuo Zongcheng en Chengde. *Tercio Creciente, 17,* 47-70. (吴海嘉(2020). 承德普陀宗乘之庙石质文物现状问题及对策. *Tercio Creciente, 17,* 47-70. https://dx.doi.org/10.17561/rtc.n17.4

12. Una imagen vale más. *Educación Artística Revista de Investigación*

Ricardo Domínguez y Ricard Huerta
Universitat de València

En este capítulo final del libro nos centramos en una de las revistas de referencia del ámbito iberoamericano en lo referido a educación en artes, educación artística, o como se conoce en Brasil, arte/educación. Secretario y director de la publicación *Educación Artística Revista de Investigación* llevamos muchos años esforzándonos por mejorar esta cabecera, una revista académica especializada que nació por la necesidad de abordar las cuestiones relativas a la investigación en todo lo concerniente a educación en artes visuales (Huerta, 2023). El área de conocimiento conocida oficialmente como "Didáctica de la Expresión Plástica" tiene en España una tradición que nos traslada a mediados del siglo XX, época que conoció un momento brillante para la educación en artes (Read, 1986), marcado por la eclosión del expresionismo abstracto en Estados Unidos y del "art brut" en Europa. Cabe destacar también la tradición de las cátedras de pedagogía del arte que provienen de las antiguas Escuelas Superiores de Bellas Artes, entidades que posteriormente pasarían a convertirse en lo que hoy conocemos como Facultades de Bellas Artes, integrándose en el engranaje universitario a partir del año 1979. Actualmente resulta muy común encontrar universidades en las que el área de conocimiento de Educación Artística tiene docencia tanto en Bellas Artes como en las facultades de Formación del Profesorado. El caso de València es único, ya que la Facultad de Bellas Artes de la Universidad Politécnica de València es la única de las grandes facultades de artes españolas que no cuenta con una Cátedra de Pedagogía de las Artes. Nunca la tuvo. Por ese motivo, la Universitat de València es la única universidad pública de la Comunitat Valenciana que sí cuenta con una Cátedra de Educación Artística, en este caso vinculada a la Facultat de Magisteri. Dicho esto, cabe incidir en las dificultades que encuentra la educación en artes visuales para disponer de un espacio privilegiado dentro del panorama universitario. Ante los inconvenientes y problemas que esto suscita, hemos optado por hacer frente a la situación, de modo que venimos generando muchísima investigación en el área de conocimiento que nos define, un espacio que podríamos calificar de "bisagra" entre las artes y la educación. No olvidemos que, dado el entramado universitario en que nos encontramos, el hecho de pertenecer a un área de conocimiento que se sitúa en medio de dos macro-áreas (artes y humanidades vs. educación), supone enfrentarse a numerosos problemas que no afectan a las áreas situadas estratégicamente en un espacio más concreto (Stenhouse, 1985). La nuestra es una realidad de frontera, vivimos en la línea que separa dos grandes espacios de investigación. "Eppur si muove", y sin embargo avanzamos, aludiendo a la frase que Galileo Galilei pronunció ante el tribunal de la Santa Inquisición en 1633, antes de abjurar de la visión heliocéntrica del mundo. Pese a todos los inconvenientes, seguimos avanzando.

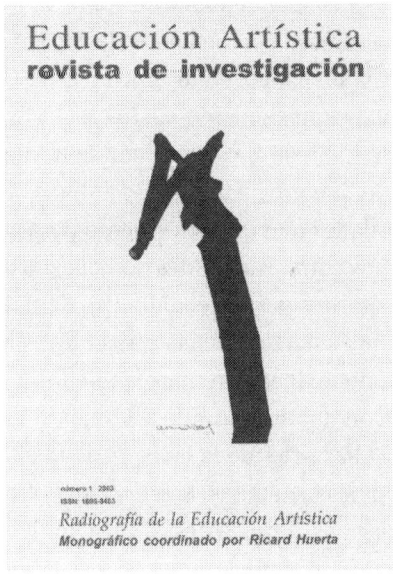

Figura 1. Portada del primer número de *Educación Artística Revista de Investigación*.

Educación Artística Revista de Investigación es una publicación anual especializada que cuenta con revisión por pares. *EARI* fomenta la comunicación entre personas y grupos de investigación que trabajan preferentemente en educación de las artes visuales, impulsando la reflexión educativa desde el terreno de las imágenes, las tecnologías, el patrimonio y la creación artística. Quienes participamos en la edición de la revista intentamos cumplir con los estándares industriales de privacidad de datos, incluida la disposición de la Regulación General de Protección de Datos (GDPR) de la Unión Europea para "derechos de los interesados" que incluyen (a) notificación de incumplimiento; (b) derecho de acceso; (c) el derecho a ser olvidado; (d) portabilidad de datos; y (e) privacidad por diseño. El GDPR también permite el reconocimiento del "interés público en la disponibilidad de los datos", que tiene una especial relevancia para aquellos involucrados en mantener, con la mayor integridad posible, el registro público de publicaciones académicas. *Educación Artística Revista de Investigación* (*EARI*), editada por el Instituto de Creatividad e Innovaciones Educativas de la Universitat de València, es una publicación de periodicidad anual, dirigida a especialistas, investigadores/as y profesionales del campo de la educación artística, el arte y la creatividad. *EARI* publica artículos científicos originales revisados por pares ciegos en las tipologías de investigaciones e informes, estudios y experiencias. Además de artículos científicos, se incluyen también reseñas bibliográficas y entrevistas que son evaluadas por el comité editorial. Todos los documentos publicados están relacionados con disciplinas contextualizadas en las artes, los medios audiovisuales, la educación y la cultura. *EARI* admite propuestas fundamentalmente en español, convirtiéndose así en publicación de referencia del ámbito iberoamericano. Los trabajos deben ser originales e inéditos y no estar en proceso de revisión o publicación por ningún otro medio, siendo responsabilidad de la autoría el cumplimiento de esta norma. *EARI* es una revista de acceso abierto y se edita en doble formato: impresa (ISSN: 1695-8403) y electrónica (e-ISSN: 2254-7592), identificándose cada trabajo con un DOI (Digital Object Identifier System). La revista nació en 2003 con un primer ejemplar que abordaba la situación del área de conocimiento de Educación Artística desde una mirada poliédrica, a través de la participación de los investigadores que se habían reunido en el *Seminario de Investigación en Educación Artística*, celebrado en Valencia en 2002. Aquel primer volumen de *EARI* contenía un extenso monográfico titulado *Radiografía de la Educación Artística*, además de otras secciones que completaban el ejemplar. La edición se hizo en papel, con una tirada de 1000 ejemplares que fue ampliamente distribuida, y que tuvo muy buena aceptación. En la reunión que propició la salida de aquel primer volumen de *EARI*, los asistentes asumieron la responsabilidad de rotar la edición de cada nuevo número de la revista, de manera que una universidad diferente se encargaría cada año de preparar el volumen siguiente. Esta idea primigenia no llegó a fructificar, por lo que se retomó la iniciativa en 2011, asumiendo la edición desde el *Instituto Universitario de Creatividad e Innovaciones Educativas* de la Universitat de València. Esta decisión garantizó la continuidad de este proyecto con el que nos sentimos tan comprometidos. En cada momento nos adaptamos a las nuevas necesidades universitarias y a los nuevos ritmos de la sociedad. La revista se convierte así en un foro abierto y un elemento de apoyo a la investigación en Educación Artística. La periodicidad es anual y de libre acceso a través de la red.

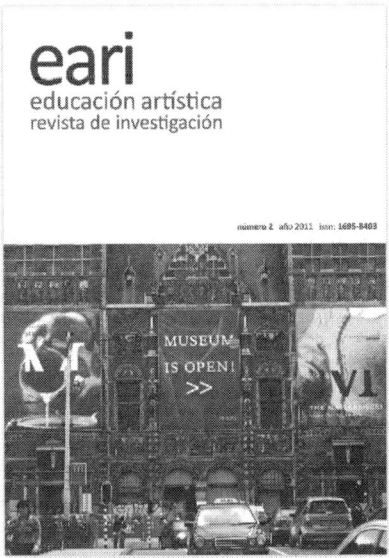

Figura 2. Portada del número 2 de *Educación Artística Revista de Investigación*, con un monográfico sobre educación en museos y patrimonios.

A quienes trabajamos en la universidad, se nos exige sobre todo producción científica (artículos, proyectos, estancias), algo que contrasta con la falta de atención hacia nuestra innovación docente, ya que se ha primado la investigación frente a la práctica docente. Todo ello contribuye a generar un distanciamiento de intereses que provoca, al mismo tiempo, un alejamiento de la docencia. Existe una cierta obsesión por aquello que hacemos en tanto que investigadores/as, pero se detecta un cierto relajamiento en relación con nuestra función como profesorado. Esta separación se convierte en un distanciamiento respecto a lo que entendemos por tareas docentes, algo que siempre queda relegado a un segundo plano en relación con las tareas de investigación. En términos laborales se habla mucho de conciliación, pero al mismo tiempo se ponen todas las trabas para que pueda existir un verdadero conocimiento mutuo entre ambas realidades: investigación y docencia. Para quienes trabajamos como docentes universitarios en un área bisagra, en este caso de frontera entre las artes y la educación, este reto se nos presenta como una oportunidad, ya que somos docentes, que investigamos en la mejora de la docencia. Deberíamos reforzar el efecto "bisagra", lo cual repercutiría de modo positivo, y en última instancia, reforzaría los lazos entre el alumnado y el profesorado. A todo ello se debe añadir que, en la docencia universitaria, para la formación del profesorado de secundaria se sigue contratando a profesorado asociado que son docentes en secundaria y atienden también la formación universitaria de futuros docentes de secundaria. En la revista *EARI* hemos analizado esta problemática en varias ocasiones (Huerta y Domínguez, 2016), puesto que el tema debe abordarse desde una perspectiva amplia, teniendo en cuenta la evolución de cada momento histórico (Huerta y Domínguez, 2015). En los últimos años hemos asistido a una reubicación de los intereses y aportaciones del profesorado de artes visuales, lo cual afecta por un lado a la realidad del colectivo docente de Dibujo en secundaria, y a su vez relanza la necesidad de actualizar contenidos y propuestas entre el profesorado universitario de Didáctica de la Expresión Plástica (Huerta & Domínguez, 2020). Tras la desaparición, o la redefinición de los colegios oficiales, en nuestro caso denominados "Colegio Oficial de Doctores y Licenciados en Bellas Artes y Profesores de Dibujo", hemos asistido a diferentes intentos de reorganizar las acciones colectivas. En 2016 se gestaba la Asociación Valenciana de Profesorado de Dibujo AVPD, que surgió durante los preparativos del proyecto "Second Round", impulsada por la necesidad de reivindicar un mayor respeto hacia la situación laboral del colectivo docente, y que posteriormente daría paso a una federación estatal que ha defendido los derechos e intereses del profesorado de Dibujo de secundaria. Por su parte, el profesorado universitario ha optado por crear la SEA (Sociedad para la Educación Artística), una entidad que, si bien intenta atraer a todo el conjunto de especialistas, se ha centrado más en el profesorado universitario de Didáctica de la Expresión Plástica (Huerta & Domínguez, 2022). Se demuestra, con este movimiento, que existe una preocupación por revitalizar nuestra área de conocimiento, lo cual, a medio o largo plazo, tendrá efectos beneficiosos. En la Universitat de València hemos llevado a cabo numerosos proyectos pioneros que tienen en común la intención de acercar al profesorado de universidad con el colectivo docente de educación secundaria.

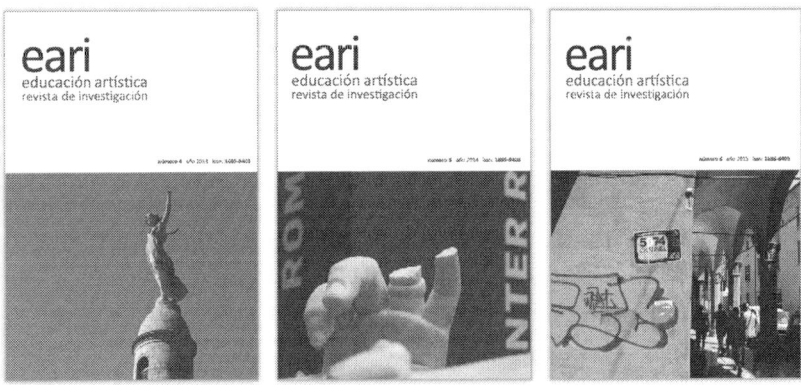

Figura 3. Portadas de los números 3 (2012), 4 (2013) y 5 (2014)
de *Educación Artística Revista de Investigación*,
destacando la temática prioritaria de cada número.

Animar la reflexión sobre la situación actual de la investigación y la educación artística es una cuestión de marcada importancia. Entender el mundo de la comunicación a través del arte puede resultar difícil para quien considere que las artes únicamente tienen cabida en espacios concretos habilitados para su práctica, por lo que también valoramos positivamente algunas modalidades de arte (urbano, colaborativo, reivindicativo) y de sus repercusiones sociales, culturales, económicas, educativas, e incluso políticas. Se trata de un modelo de comunicación que enlaza con la tradición de las artes a muchos niveles. Destacamos la intención de acercar la formación del profesorado hacia los valores de las artes desde las perspectivas más integradoras de participación, cooperación, innovación, creación, incorporando por supuesto las tecnologías digitales y el respeto hacia el patrimonio. También nos mueve reforzar el papel del arte en la educación, incorporar los aspectos lúdicos que conlleva el arte a la práctica docente, animar al profesorado de artes a fomentar las prácticas artísticas también desde la perspectiva del diseño (Huerta, 2023), potenciar el trabajo colaborativo entre estudiantes, incorporar la coeducación y la inclusión en la formación del profesorado de secundaria, o atender a las peculiaridades que emergen desde los colectivos con necesidades especiales. Tanto la imaginación como la espontaneidad nos han de servir para transformar las posibilidades educativas de las artes en elementos aptos para educar. Por eso somos partidarios de incorporar las artes al mundo educativo, no tanto para repetir esquemas ya sabidos de los estándares tradicionales, sino para atender a todas las manifestaciones artísticas innovadoras y rompedoras que nos pueden resultar de gran beneficio para educar, a saber: la ironía, el humor, la fiesta, el juego, el espíritu de cooperación, la crítica saludable al poder establecido, el uso de metáforas, el ejercicio de las poéticas, el respeto por el artesanado, el reciclaje de materiales y también de ideas, el conocimiento de la cultura propia, la defensa de los derechos humanos y de la diversidad.

Por otra parte, vamos marcando líneas prioritarias de trabajo de cara a impulsar la educación en diseño, siempre implicando a las TIC en la generación y difusión de las imágenes. Todo ello permite coordinar el trabajo entre universidades y profesorado de secundaria para promover la educación en diseño desde lo cotidiano, atendiendo asimismo a la defensa del planeta desde la concienciación hacia los ODS. Desde el proyecto "Dechados. Creatividad inclusiva en secundaria mediante la relación entre centros educativos y museos" (PID2021-123007OB-I00) del Ministerio de Ciencia, Innovación y Universidades, analizamos la situación actual del fomento de la creatividad en secundaria a través de acciones combinadas que se están realizando entre centros y museos, para posteriormente diseñar una propuesta que sirva al profesorado de secundaria y a los servicios educativos de los museos de cara a futuras intervenciones. Para ello incorporamos la observación de habilidades de pensamiento divergente y de redefinición de problemas en adolescentes mediante experiencias en museos de arte y arqueología, evaluando el nivel de creatividad tanto a nivel cognitivo como afectivo-personal, atendiendo al género, diversidad funcional y contexto, y detectando las habilidades creativas en adolescentes para la solución de problemas sociales. En la investigación se valoran las actitudes docentes sobre la creatividad y de la percepción que tienen sobre su grado de conocimiento y preparación en esta materia. Se trata de diseñar un programa piloto de intervención para promover la creatividad en secundaria implementando el aprovechamiento de entornos informales. A partir de las premisas indicadas, se plantea como esquema adecuar la investigación a los aspectos más importantes que nos interesan, analizando las siguientes cuestiones: a) El concepto de creatividad inclusiva; b) El entorno del museo como potencial espacio creativo; c) Posibilidades que ofrecen los museos para fomentar la creatividad, habida cuenta que los informes PISA contemplan esta faceta formativa; d) La preparación del profesorado de secundaria para optimizar las visitas a museos; e) La formación de educadores de museos; f) La formación de mediadoras y mediadores culturales; g) La oportunidad que nos ofrece el universo digital.

La práctica artística es una irrupción, y el hecho de que no encaje en la acción educativa no implica necesariamente que sean simplificaciones, agrupamientos de actuaciones con proposiciones u ofertas estériles, sino que tienen fuerza productiva, desde una perspectiva performativa (Munari, 2020). Investigar en nuestro ámbito de trabajo es interrogarse, revisar las perspectivas que conectan nuestras prácticas, sin perder de vista la deriva tecnológica digital (Sweeny, 2023). Al reflexionar sobre la relación pedagógica no hacemos más que desvelar lo que se encuentra en la oscuridad, levantar el velo a lo que acontece invisible, lo que la rutina hace opaco, turbio (Pallarès & Lozano, 2020). Desvelar lo pedagógico es indagar, pero también es sacar a la luz los órdenes en los que estamos inscritos, espigar entre nuestras experiencias vividas. Una maraña de relaciones que se establecen entre elementos heterogéneos pero que se imponen de forma totalizante. Investigar es curiosear, responde al deseo de comprender en la educación y no sobre la educación (Eisner, 2004). La investigación está situada tanto como puede relacionarse con la práctica educativa, y esto es algo que nos une a quienes investigamos en la universidad (Huerta & Rodríguez-López, 2025). La estructura metodológica del proyecto se basa en la combinación entre las fases de ruptura, construcción y constatación del proceso de investigación, incorporando las diferentes etapas de diseño y ejecución. De la misma forma, se propone un ejercicio de imbricación de la investigación social con los métodos basados en las prácticas de investigación artística mediante las artes Arts-Based Research combinadas con los estudios de caso (Stake, 2005). El diseño de investigación se planifica a partir de distintas etapas: 1) Se planifican, implementan y evalúan las etapas de diseño de la pregunta inicial. La incorporación en esta fase de la metodología ABR se centra en la búsqueda de otras fórmulas de exploración y representación de la experiencia a partir de la acentuación de perspectivas, la señalización de matices y la identificación de sitios no explorados. 2) En la segunda fase se problematiza a partir de la temática metodológica y la construcción del modelo de análisis con la selección de las unidades de observación (Duncum, 2015). Su conexión con la metodología ABR se centra en el diseño de medios artísticos, estéticos y no lingüísticos, relacionados con las artes visuales y performativas (Sutton, 2020). 3) La última fase es la de constatación, incorporando las etapas de observación y recogida de datos, el análisis de las informaciones y la exposición de los resultados y la descripción de conclusiones o conversaciones con la realidad analizada (Huerta & Domínguez, 2012). Se promueve así una conversación amplia y profunda sobre las políticas y prácticas educativas para revelar lo que suele darse por sentado (Foucault, 1998).

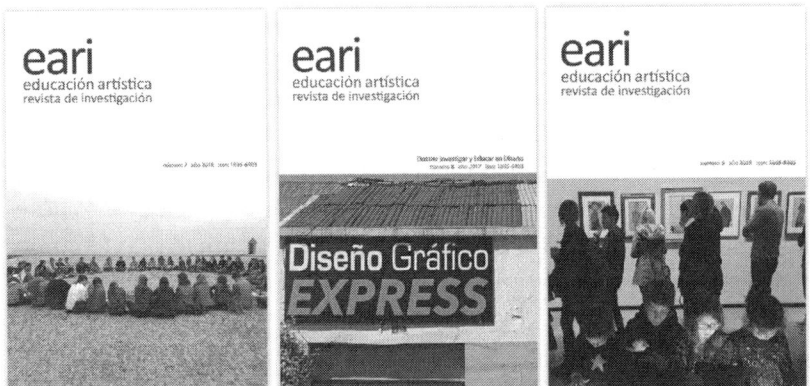

Figura 4. Portadas de los números 7 (2016), 8 (2017) y 9 (2018) de *Educación Artística Revista de Investigación*, con fotografías alusivas a los temas tratados.

Las prácticas artísticas deberían invitar a establecer una relación con la educación y la cultura que se enfocara a explorar nuevas formas de pensar y vivir la relación pedagógica (Dewey, 2008), generando las condiciones para que nuestro alumnado pueda convertirse y explicar lo que vive. Lo que necesariamente compromete es romper con la obediencia a las que nos somete el currículo e introducir prácticas subversivas que invitan a la participación y a la identificación de aquellos lenguajes que facilitan la propia representación (Freire, 2015). Trabajar con imágenes supone incorporar al discurso escrito una serie de componentes icónicas que tienen su propio significado (Sontag, 2001). En *EARI* somos conscientes de ello, por eso nuestras portadas, al igual que el uso importante que hacemos de la imaginería visual en nuestra revista, significa que nuestro trabajo investigador y docente se encuentra en una doble vertiente que comporta tanto el uso de texto escrito como el de imágenes con significado pleno (Mirzoeff, 2006).

DATOS Y ESTADÍSTICAS DE EDUCACIÓN ARTÍSTICA REVISTA DE INVESTIGACIÓN

Nuestra revista EARI nació en 2003. Desde entonces se han publicado 15 números, con una importante cantidad de artículos en cada volumen, a saber: 2003 (17 artículos), 2011 (38 artículos), 2012 (7 artículos), 2013 (24 artículos), 2014 (13 artículos), 2015 (9 artículos), 2016 (9 artículos), 2017 (14 artículos), 2018 (14 artículos), 2019 (19 artículos), 2020 (12 artículos), 2021 (23 artículos), 2022 (10 artículos), 2023 (11 artículos), 2024 (15 artículos). Sumamos en total una cantidad de 235 artículos publicados. A ello deberíamos añadir las entrevistas, que se iniciaron con el número correspondiente a 2015 (entrevista a Román de la Calle), 2016 (entrevista a Ana Mae Barbosa), 2017 (entrevistas a Chiara Panciroli y Teresa Torres Eça), 2018 (entrevista a Carme Mayugo), 2019 (entrevista a Everson Melquíades, Vitória Amaral y Fabio Rodrigues), 2020 (entrevista a Estitxu Aberasturi, Carlos Escaño y Carmen María Belmonte), 2021 (entrevista a Olaia Fontal, Ricardo Domínguez y Rosa Cubillo), 2022 (entrevista a Luis Camnitzer y al artista urbano Dridali), 2023 (entrevista a Benjamín Martínez), 2024 (entrevistas al ilustrador Dani Torrent y a Luciano González Egido). Sumamos en total una cantidad de 19 personajes entrevistados. Y también hemos de añadir las reseñas de libros y publicaciones especializadas en educación artística, un apartado que siempre está al final de cada ejemplar, donde podemos encontrar las novedades editoriales que han aparecido en los meses previos a la publicación de cada revista. Más allá de los datos y los números, lo que valoramos realmente de este trabajo realizado es que *EARI* se ha convertido en una plataforma de difusión de las principales voces que ha tenido y tiene la educación artística en los últimos años.

Las estadísticas arrojan una importante suma de visitas y de descargas, que si bien se remontaban a los primeros números de la revista, que desde 2011 ya tuvo versión digital en línea, ahora se han visto reducidos a los últimos años, debido a un ajuste que la Universitat de València ha empleado para unificar los criterios de todas las revistas que se publican en la institución. Durante unos meses de 2024 no estuvo operativa la web de EARI debido a este proceso de actualización, que tras la finalización del mismo nos ha dejado sin los datos estadísticos de visitas y descargas anteriores. A pesar de ello, cabe destacar que, tratándose de una revista muy específica de un área de conocimiento relativamente joven, hemos conseguido que nuestra publicación haya tenido siempre muy buena recepción por parte de visitantes y profesionales de todo el mundo, tanto profesorado como alumnado. El editorial del número 17 "Investigar para educar en diseño y otras urgencias de la Educación Artística" (Huerta, Domínguez y Barbosa, 2018) cuenta con cerca de 3000 visitas. Cada año visitan nuestra web más de 8000 usuarios, si bien en los años de mayor cantidad de artículos este número se eleva considerablemente. Desde hace tres años estamos consorciados con otras revistas vinculadas a la educación artística, compartiendo intereses y recursos con *Tercio Creciente* (Universidad de Jaén), *Communiars* (Universidad de Sevilla), *Pulso Revista de Educación* (Universidad de Alcalá de Henares) y *Observar* (actualmente alojada en el repositorio de la Universitat de Barcelona).

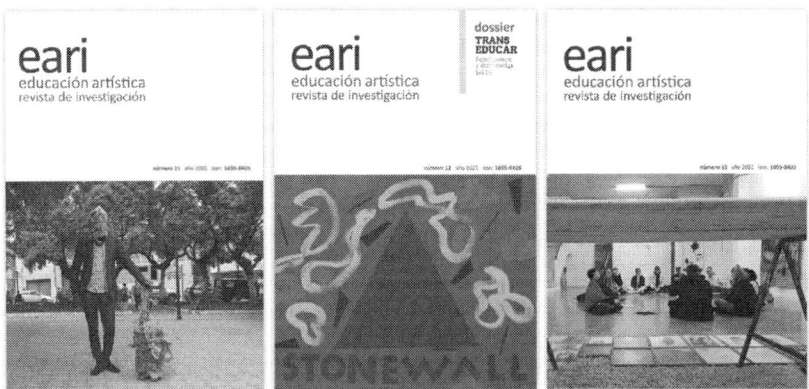

Figura 5. Portadas de los números 11 (2020), 12 (2021) y 13 (2022)
de *Educación Artística Revista de Investigación*,
con imágenes referidas a las temáticas abordadas.

LAS IMÁGENES NOS DEFINEN, AL IGUAL QUE NUESTRA SECCIÓN EDITORIAL

Los y las profesionales de la educación artística somos peritos especialistas en imagen. Formados en artes, y docentes tanto en el ámbito de la educación como de la formación del profesorado, nuestro trabajo de investigación no se centra exclusivamente en el texto literario o en la palabra escrita, sino que utilizamos también las imágenes como recurso expresivo y de comunicación (Huerta, 2024). Es por ello que EARI ha tenido muy en cuenta esta característica, habiendo incorporado a la mayoría de los artículos publicados una serie de imágenes que componen un discurso paralelo al discurso verbal (Saussure, 2008). El interés por el mundo de la imagen queda reflejado en las fotografías que dominan cada portada de los sucesivos números de la revista. Se trata de fotografías que relatan los distintos temas que van apareciendo en nuestra publicación, siempre vinculados a la educación en artes: los museos, la educación en museos y patrimonios, las artes visuales, el cine y los audiovisuales, la formación de profesorado de artes, las tecnologías digitales, la fotografía, el patrimonio urbano, el arte urbano y el hip-hop, el uso de dispositivos digitales en educación, el diseño, la educación patrimonial, ... Temáticas que de una forma u otra siempre tienen el arte y las imágenes como formas de documentar y expresar las distintas realidades en las que nos movemos. La fotografía ocupa un lugar destacado en este repertorio temático (Barthes, 2009), al igual que el cine y el audiovisual (Benjamin, 2003), sin perder nunca de vista la alfabetización visual (Dondis, 2017), los medios de comunicación (McLuhan, 1994), ni tampoco la innovación educativa. Encontramos en Joan Fontcuberta (2016) uno de los referentes importantes en lo relativo a reflexión sobre las imágenes, un fotógrafo que ha sabido llevar a cabo proyectos interesantísimos que nos ofrecen materiales interesantes para educar en relación con las imágenes. Por tanto, las imágenes forman parte de nuestro ADN como profesionales de la Educación Artística, y del mismo modo encajan en nuestra concepción de la revista.

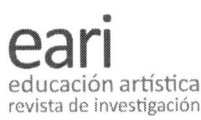
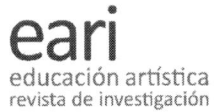
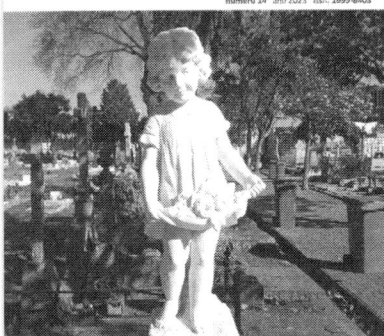
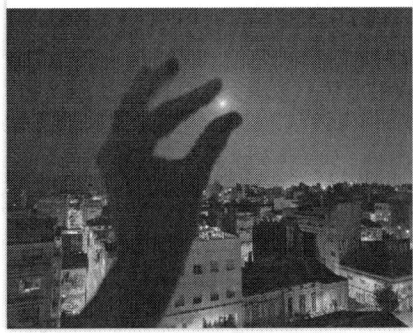

Figura 6. Portadas de los números 14 (2023) y 15 (2024)
de *Educación Artística Revista de Investigación*,
con fotografías referidas a las temáticas abordadas.

Otro elemento que hemos cuidado con esmero desde el inicio de nuestra revista es la editorial de cada número, con el que se inicia cada volumen. Se trata de un texto en el que intentamos recopilar aquellos aspectos que más nos han llamado la atención en los meses anteriores a la publicación del ejemplar. Para nosotros, en tanto que equipo directivo de la revista, resulta fundamental revisar cada año lo que está ocurriendo en nuestro espacio de investigación, y puede que los títulos de la sección editorial reflejen en cierta manera la evolución de nuestra área de conocimiento:

— 2003: "La necesidad de contar con una publicación específica de investigación y la posibilidad de organizar reuniones anuales entre profesionales del área"

— 2011: "Formatear o morir. Los retos del arte y la educación artística ante los nuevos patrimonios"

— 2012: "Plug-in. Educación artística y nuevos contextos tecnológicos"

— 2013: "Patrimonios migrantes y educación artística. Los nuevos retos de la educación en patrimonio"

— 2014: "Investigar en educación artística: nuevos entornos y retos pendientes"

— 2015: "Investigar sobre los entornos educativos y abordar la problemática situación de la educación artística en secundaria"

— 2016: "Las reivindicaciones del profesorado de Educación Artística ante los nuevos obstáculos curriculares; el proyecto *Second Round: Art i lluita a Secundària*"

— 2017: "Investigar para educar en diseño y otras urgencias de la Educación Artística"

— 2018: "Educación artística para fomentar la investigación en cine y audiovisuales"

— 2019: "La educación artística de la era digital: investigar en escenarios tecnológicos"

— 2020: "Por una muerte digna para la educación artística"

— 2021: "ODS, Covid-19, trabajo por ámbitos e innovación educativa"

— 2022: "Sociedad para la Educación Artística SEA"

— 2023: "Inteligencia Artificial. Sinergias entre humanos y algoritmos creativos"

— 2024: "Educación secundaria y universidad, una relación truncada"

Vemos por tanto que el editorial de cada ejemplar contempla la actualidad del momento, lo cual se convierte en un pequeño catálogo de cuestiones candentes en educación artística desde que se inició la andadura de *EARI Educación Artística Revista de Investigación*.

Nuestra política editorial tiene muy en cuenta las cuestiones de tipo social y la defensa de los Derechos Humanos a través de las artes y la educación artística (Navarro Espinach 2019 y 2021). De igual modo nos define el interés por la innovación educativa y los retos que en cada momento van redefiniendo la educación en artes (Font Company, 2022). El universo digital y sus extensiones en materia de arte, imágenes y educación están entre los aspectos que nos preocupan (Han, 2022), así como las derivas de las cuestiones que atañen al mercado del arte y su presencia en los medios (Santamaría, 2019). A pesar del escepticismo reinante en muchos ámbitos, la nuestra es una demostración de amor por lo que hacemos, y es esa pasión la que nos mueve para seguir luchando (Montaigne, 2019).

LOS PROBLEMAS Y LOS RETOS DE EDITAR: LA EVALUACIÓN, LA INDEXACIÓN Y LA DIFUSIÓN

Educación Artística Revista de Investigación es una publicación vinculada a las actividades del Grupo CREARI de Investigación en Pedagogías Culturales (GIUV2013-103), un grupo de investigación de la Universitat de València. En algunas ocasiones la revista ha incorporado monográficos que estaban relacionados con las actividades académicas y de transferencia del grupo CREARI. De hecho, la organización de congresos, jornadas y seminarios por parte de CREARI siempre tiene muy en cuenta la posibilidad de difundir los resultados a través de la revista. Algo similar ocurre con los proyectos de investigación llevados a cabo.

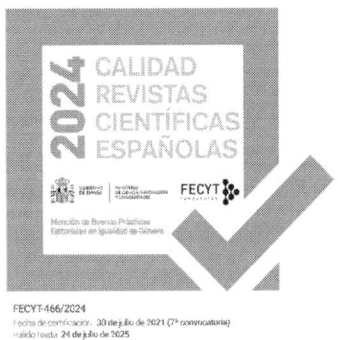

Figura 7. El sello de calidad que FECYT reconoce a *EARI*
supone un aliciente para quienes hacemos la revista,
pero muy especialmente para quienes publican en ella sus artículos.

Uno de los problemas que aparecieron con más frecuencia durante los debates de las *Jornadas Revistas de Arte y Educación* fue precisamente el de los evaluadores y evaluadoras de cada revista. El trabajo de evaluación de artículos (de ahí el título del presente libro: doble ciego) es una tarea poco reconfortante para buena parte de nuestros profesionales. Si bien está reconocida como mérito cuando se trata de revistas indexadas (como es el caso de *EARI*), no resulta nada fácil conseguir que las evaluaciones lleguen a tiempo, por lo que se retrasan los procesos de edición y maquetación, convirtiéndose en ocasiones en una verdadera pesadilla para quienes nos ocupamos de la publicación. Sabemos que es una tarea a la que se debe dedicar tiempo y atención, puesto que nosotros también evaluamos para otras revistas. Pero es un trabajo necesario, y debemos apoyar la labor de quienes editan cuando nos requieren para evaluar. En el caso de EARI la evaluación se lleva a cabo mediante un esquema que ofrece la propia plataforma OJS, indicando los pasos que se han de seguir para evaluar un artículo. Un aliciente que tiene la evaluación es el de poder conocer qué aspectos y temáticas, qué metodologías y recursos se están utilizando por parte de quienes investigan. En cualquier caso, este es uno de los escollos que más retrasan el proceso de edición de cada número. Y por supuesto, agradecemos a todas las evaluadoras y evaluadores que realizan su labor adecuadamente el apoyo que nos prestan para poder llevar adelante la revista.

Educación Artística Revista de Investigación está indexada en numerosas agencias, bases de datos y repositorios de investigación. Es una revista de periodicidad anual, con revisión externa (sistema de doble ciego), que se edita en doble formato (electrónico y papel) y se encuentra indizada en REDIB, FECYT (sello de calidad que cuenta además con Mención de Buenas Prácticas Editoriales en Igualdad de Género) y ESCI, Emerging Sources Citation Index, presente en bases de datos internacionales, directorios, bases hemerográficas, catálogos de bibliotecas, portales especializados (Base-Search, Sherpa Romeo, ERIH PLUS, MIAR, ULRICHSWEB, Directorio Latindex, Dialnet, Redined, GENAMICS, DULCINEA, Jurn, e-revistas CSIC, WORLDCA, Biblioteca Nacional De España, REBIUN Red De Bibliotecas Universitarias) y buscadores de literatura científica open access (DOAJ).

Nuestro agradecimiento a los autores y las autoras que envían sus artículos a EARI, ya qe es gracias a sus aportaciones que podemos hacer realidad cada año nuestro proyecto editorial.

Para finalizar, agradecer a José Antonio Espino Suar su ayuda incondicional cuando cada año toca diseñar para la imprenta la portada y contraportada de cada nuevo número en papel de *Educación Artística Revista de Investigación*. El hecho de disponer de ISSN tanto en papel como online nos permite estar catalogados tanto en repositorios digitales como en las principales bibliotecas e instituciones de documentación.

REFERENCIAS

Barthes, R. (2009). *La cámara lúcida. Nota sobre la fotografía*. Paidós.

Benjamin, W. (2003). *La obra de arte en la época de su reproductibilidad técnica*. Itaca.

Dewey, J. (2008). *El arte como experiencia*. Paidós.

Dondis, D. A. (2017). *La sintaxis de la imagen. Introducción al alfabeto visual*. Gustavo Gili.

Duncum, P. (2015). Transforming Art Education into Visual Culture Education through Rhizomatic Structures. *Anadolu Journal of Educational Sciences International, 5*(3), 47-64. https://doi.org/10.18039/ajesi.66849

Eisner, E. W. (2004). *El arte y la creación de la mente: el papel de las artes visuales en la transformación de la conciencia*. Paidós.

Font Company, E. (2022). No es arte, pero me produce la misma sensación: la colección, herramienta de aprendizaje. *Educación Artística Revista de Investigación, 13*, 65-76. https://doi.org/10.7203/eari.13.20732

Fontcuberta, J. (2016). *La furia de las imágenes: Notas sobre la postfotografía*. Galaxia Gutenberg.

Foucault, M. (1998). *Las palabras y las cosas. Una arqueología de las ciencias humanas*. Siglo XXI.

Freire, P. (2015). *Pedagogia da autonomia: saberes necessários à prática educativa*. Paz e Terra.

Han, B.-C. (2022). *No cosas. Quiebras del mundo de hoy*. Taurus.

Huerta, R. (2023). Educar en disseny a secundària mitjançant les píndoles Second Round, *grafica, 11*(22), 179-186. https://doi.org/10.5565/rev/grafica.262

Huerta, R. (2024). *Educar con imágenes*. McGraw Hill.

Huerta, R., & Domínguez, R. (2012). Plug.in. Educación artística y nuevos contextos tecnológicos. *EARI Educación Artística Revista de Investigación, 3*, 9-16. https://ojs.uv.es/index.php/eari/article/view/2480

Huerta, R., & Domínguez Ruiz, R. (2015). Investigar sobre los entornos educativos y abordar la problemática situación de la educación artística en secundaria. *Educación Artística Revista de Investigación, 6*, 10-18. https://doi.org/10.7203/eari.6.6887

Huerta, R., & Domínguez, R. (2016). Las reivindicaciones del profesorado de Educación Artística ante los nuevos obstáculos curriculares; el proyecto "Second Round: Art i Lluita a Secundària". *Educación Artística Revista de Investigación, 7*, 10-18. https://doi.org/10.7203/eari.7.8977

Huerta, R., & Domínguez, R. (2020). Por una muerte digna para la educación artística. *Educación Artística Revista de Investigación, 11*, 9-24. https://doi.org/10.7203/eari.11.19114

Huerta, R., & Domínguez, R. (2022). Sociedad para la Educación Artística SEA. *Educación Artística Revista de Investigación, 13*, 9-20. https://doi.org/10.7203/eari.13.25836

Huerta R. & Rodríguez-López R. (2025). Educación digital, creaciones artísticas y formación del profesorado. *Arte, Individuo y Sociedad, 37*(1), 1-19. https://doi.org/10.5209/aris.97987

McLuhan, M. (1994). *Understanding Media: The Extensions of Man*. MIT Press.

Mirzoeff, N. (2006). On Visuality. *Journal of Visual Culture, 5*(1), 53-79.

Montaigne, M. de (2019). *Les essais*. Robert Laffont.

Munari, B. (2020). *El arte como oficio*. Labor.

Navarro Espinach, G. (2019). La Edad Media a través del cine: la Trilogía de la Vida de Pasolini, *EARI Educación Artística Revista de Investigación, 10*, 286-302. https://doi.org/10.7203/eari.10.14089

Navarro Espinach, G. (2021). El llibre d'Amic e Amat de Ramon Llull como inspiración en el arte homoerótico. *Educación Artística Revista de Investigación, 12,* 285-300. https://doi.org/10.7203/eari.12.20302

Pallarès, M. & Lozano, M. (2020). Diálogo con el "Manifiesto por una pedagogía post-crítica" desde la esperanza como acción social transformadora. *Teoría de la Educación. Revista Interuniversitaria, 32*(2), 65-79. https://doi.org/10.14201/teri.22451

Read, H. (1986). *La educación por el arte.* Paidós.

Santamaría, A. (2019). *Alta cultura descafeinada. Situacionismo low cost y otras escenas del arte en el cambio de siglo.* Siglo XXI.

Saussure, F. de (2008). *Curso de lingüística general.* Losada.

Sontag, S. (2001). *On Photography.* Picador.

Stake, R. E. (2005). *Investigación con estudio de casos.* Morata.

Stenhouse, L. (1985). *La investigación como base de la enseñanza.* Ediciones Morata.

Sutton, R. E. (2020). Discovery from Discomfort; Embracing the Liminal in Auto-Ethnographic, Biographical and Arts-Based Research Methods. *International Journal of Art & Design Education.* https://doi.org/10.1111/jade.12321

Sweeny, R. W. (2023). Digital and Postdigital Media in Art Education. *Studies in Art Education, 64*(4), 401-405. https://doi.org/10.1080/00393541.2023.2273706